FERNANDO LUCCHESE

PÍLULAS PARA PROLONGAR A JUVENTUDE

Dicas antienvelhecimento para quem quer viver muito e com qualidade

www.lpm.com.br

L&PM POCKET

Coleção **L&PM** Pocket/Saúde vol. 2

1ª edição na Coleção **L&PM** POCKET: outubro de 2001
21ª edição: janeiro de 2007

Capa: Marco Cena sobre foto do Image Bank
Projeto gráfico e diagramação: Ivan Pinheiro Machado
Ilustrações: Banco de dados da L&PM Editores
Foto da quarta capa: Deomir Campo Salvini
Revisão: Jó Saldanha e Renato Deitos

ISBN: 85.254.1153-1

L983p   Lucchese, Fernando
           Pílulas para prolongar a juventude / Fernando
      Lucchese. -- 21 ed. -- Porto Alegre: L&PM, 2007.
      184 p; 18 cm -- (Coleção L&PM Pocket)

       1. Medicina e saúde-Conselhos Práticos. 2. Saúde-
Conselhos práticos. I. Título. II. Série.

CDU 616(083.132)

Catalogação elaborada por Izabel A. Merlo, CRB 10/329.

© Fernando A. Lucchese 2001
Todos os direitos desta edição reservados à L&PM Editores
PORTO ALEGRE: Rua Comendador Coruja 314, loja 9 - 90220-180
           Floresta - RS / Fone: 51.3225.5777
PEDIDOS & DEPTO. COMERCIAL: vendas@lpm.com.br
FALE CONOSCO: info@lpm.com.br
www.lpm.com.br

Impresso no Brasil
Verão de 2007

*Para os meus filhos Patrick e Fernanda,
minha fonte de inspiração.*

ÍNDICE

As pílulas mais antigas do mundo / 8

PÍLULAS PARA PROLONGAR A JUVENTUDE EM QUALQUER IDADE

Em que idade iniciar o prolongamento da juventude / 10
As 13 regras para viver muito / 12
As 13 regras para viver pouco / 13
Pílulas para manter-se jovem por mais tempo / 14
Pílulas para sua dieta de rejuvenescimento / 25
Pílulas para prolongar a juventude de seu corpo através do exercício / 46
Pílulas para prolongar a juventude de seu cérebro / 54
Pílulas para prolongar a juventude de seu coração / 64
Pílulas para aprender a sonhar em qualquer idade / 66
Pílulas para enfrentar e sobreviver ao frio em todas as idades / 68
Pílulas para tirar melhor proveito dos medicamentos / 70
Pílulas para vencer o ronco e a apnéia / 72
Pílulas para manter sua auto-estima através da cirurgia plástica / 75
Os 10 mandamentos para os filhos manterem seus pais mais felizes / 77
Os 10 mandamentos para seus "velhos" pais facilitarem a sua vida / 78

PÍLULAS PARA PROLONGAR A JUVENTUDE DE QUEM SABE QUE VAI ENVELHECER UM DIA

Pílulas para envelhecer com sabedoria / 81
Idoso sim, velho nunca! / 83
Pílulas para identificar os riscos da terceira idade / 86
Pílulas para um check-up eficiente na terceira idade / 96

Pílulas para prolongar a juventude de sua pele / 99
Pílulas para prolongar a juventude de seus olhos / 106
Pílulas para prolongar a juventude de seus ouvidos / 112
Pílulas para prolongar a juventude de seus dentes / 113
Pílulas para a mulher viver melhor após a menopausa / 115
Pílulas para o homem viver melhor após o declínio sexual / 125
Pílulas para desde cedo planejar uma aposentadoria feliz / 131
10 maneiras de simplificar a vida e ser mais feliz na terceira idade / 138
Pílulas para envelhecer feliz consigo mesmo / 139
A solidão é uma péssima companhia / 146
Diga NÃO ao seu lado negativo / 148
Cure-se / 149
Pílulas para envelhecer feliz em família / 150
Os 10 mandamentos para os pais conviverem melhor com seus filhos / 152
Pílulas para envelhecer feliz com os outros / 153
Pílulas para enfrentar as perdas / 156
Pílulas para manter a auto-estima após envelhecer / 164
Pílulas para os jovens apreciarem os mais velhos / 166
Mas o que é a felicidade? / 168
Resumindo: 10 conselhos para viver muito e ser jovem por mais tempo / 170
Testamento / 172
Pílulas para o rejuvenescimento de sua alma / 175
Bibliografia consultada / 176
Sobre o autor / 178

Este livro foi escrito para todos os que, não importa a idade em que estejam, querem viver muito e de uma forma saudável e feliz. Este livro destina-se aos que acreditam em mudanças e as praticam, apesar mesmo de terem medo de mudar. Não se destina, portanto, aos que já desistiram ou aos que, mesmo sem o saber, já morreram.

As pílulas mais antigas do mundo

❏ Um pobre sadio e vigoroso vale mais do que um rico doente.

❏ A saúde da alma vale mais do que todo ouro e prata.

❏ Um corpo sadio vale mais do que qualquer bem.

❏ Não há riqueza maior do que a saúde do corpo.

❏ Melhor é a morte do que a vida amargurada.

❏ A alegria do coração é a vida do homem e a alegria do homem prolonga a sua vida.

❏ A tristeza tem matado a muitos e não há utilidade nela.

❏ A inveja e a raiva abreviam os dias.

❏ Uma vida atribulada faz chegar a velhice mais cedo.

❏ Não há satisfação igual à alegria do coração.

❏ Um coração alegre e bom vive em contínua festa.

Eclesiástico, capítulo 30, versículos 14 a 17 e 23 a 27.

PÍLULAS PARA PROLONGAR A JUVENTUDE EM QUALQUER IDADE

Em que idade iniciar o prolongamento da juventude

❏ A busca da felicidade é um dever do ser humano e, talvez, seu único compromisso com a vida.

❏ Prolongar a juventude é antes de mais nada uma filosofia de vida, um modo de viver, um estilo de vida.

❏ Não há idade para começar. Se você teve a sorte de viver em um lar saudável, certamente, iniciará mais cedo.

❏ Quanto mais cedo iniciarmos, mais viveremos.

❏ O futuro não acontece por acaso.

❏ O futuro tem que ser visto como algo a ser planejado e não como se já estivesse decidido.

❏ Não tente prever o futuro. Trate de preveni-lo. (Ray Bradbury)

❏ Depois de sabermos que o processo de envelhecimento das nossas artérias (chamado aterosclerose) inicia já na infância, fica bem claro quando devemos começar.

❏ O conceito de saúde hoje é muito mais amplo. Engloba bem-estar físico, psíquico, social, familiar, profissional, financeiro, ambiental e espiritual.

❏ Saúde, qualidade de vida e felicidade significam a mesma coisa.

❏ A criança que nasce hoje e usa ao longo da vida os conhecimentos sobre longevidade que já dispomos, deve ter uma expectativa de vida em torno de 110 anos.

❏ Os hábitos adequados de comer, beber, exercitar-se e viver em ambiente saudável começam a ser adquiridos muito cedo, já na infância e juventude.

❏ Os erros também iniciam muito cedo.

❏ **Levamos anos construindo nosso infarto ou o câncer do futuro.**

❏ Se você tem um componente genético negativo, uma doença familiar, por exemplo, muito cedo deve iniciar sua prevenção.

❏ O exercício físico é um hábito a ser desenvolvido na juventude.

❏ O hábito do fumo e outras formas de intoxicação também são desenvolvidos na juventude.

❏ A criança e o jovem de hoje são o adulto de amanhã. Uma infância e juventude sadias apontam para o adulto saudável e de vida longa.

❏ Se você perdeu a chance de iniciar cedo, nunca é tarde para começar a ser saudável e feliz.

❏ Não importa a idade que você tenha hoje. Inicie seu processo de transformação.

❏ Mude a sua vida lentamente, em pílulas.

❏ Grandes decisões de mudança como as que prometemos no Ano Novo em geral duram muito pouco.

❏ Inicie o processo de transformação dentro de você. Depois transfira-o para a sua família, para a sua rua, para a sua cidade e para o mundo.

❏ Seja ambicioso. Em qualquer idade queira viver muito.

❏ A geração atual de adultos normalmente inicia seu processo antienvelhecimento após os 40 anos. Ou seja: 40 anos atrasado.

❏ Nunca é tarde para iniciar a busca da saúde, da qualidade de vida, da felicidade. Inicie hoje mesmo, não importa que idade você tenha.

As 13 regras para viver muito

1. Aceite-se como você é.
2. Acerque-se de seus familiares e amigos.
3. Mantenha-se ativo e útil. Não se aposente.
4. Não entre em disputa ou competição.
5. Seja flexível. Aceite mudanças ao natural, sem ser forçado.
6. Aprenda a viver gastando pouco dinheiro.
7. Mantenha seu cérebro em atividade. Exercite-o.
8. Não cultive o passado. Dedique-se a planejar o futuro.
9. Não corra riscos desnecessários.
10. Caminhe e alongue-se.
11. Mantenha-se magro.
12. Cultive sua espiritualidade.
13. Mas, principalmente, queira viver muito.

As 13 regras para viver pouco

1. Sempre acredite que não acontecerá com você.
2. Não se exercite. Fume, coma muito, principalmente gorduras.
3. Estimule em você o "trio maléfico": inveja, raiva, vaidade.
4. Seja mal-humorado, afaste familiares e amigos.
5. Cultive o ócio e a apatia.
6. Faça dívidas, gaste mais do que ganha.
7. Arrisque-se.
8. Não valorize dores, não acredite em médicos, não faça revisões de saúde.
9. Não acredite em nada, em você mesmo, em seus amigos. Mas, principalmente, não acredite em Deus.
10. Seja solitário e deprimido.
11. Procure conviver com gente exatamente igual a você.
12. Cultive ardorosamente o pessimismo. Repita muitas vezes "não vai dar certo".
13. Queira viver pouco.

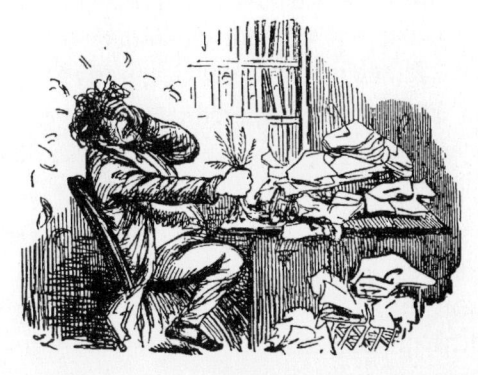

Pílulas para manter-se jovem por mais tempo

❏ Negar-se os prazeres da juventude é antecipar a velhice. (Eduardo Simão)

❏ Você tem 50 anos? Suponhamos que, na pior das hipóteses, sua expectativa de vida seja mais 25 anos. Agora retroceda na sua idade os mesmos 25 anos. Naquele tempo você era um sujeito inexperiente, iniciando a vida. Imagine, então, quanto você poderá fazer nos próximos 25 anos, com a experiência que você tem hoje. Procure viver bem e intensamente cada minuto.

❏ **Hoje é o primeiro dia de seu futuro. Inicie a mudança de hábitos para viver muito.**

❏ Não faça grandes transformações em sua vida, também não espere resultados fantásticos. Tudo acontecerá lentamente, em pílulas.

❏ Em busca da felicidade devemos ter a coragem de mudar o que se exige que seja diferente em nossa vida e aceitar o que é intocável.

❏ Na vida tem hora para tudo, inclusive para cair a ficha e você se convencer que deve mudar de vida e de hábitos. Nunca é tarde para mudar.

❏ Não há mudança sem sonho, nem sonho sem esperança. (Paulo Freire)

❏ **Longevidade exige sorte, genética ou disciplina de vida.**

❏ O segredo da longevidade, segundo um provérbio catalão, é "pouca mesa, pouca cama e muita sola".

❏ Busque sempre se tornar um ser humano melhor, não importa qual seja a sua idade. Nunca é tarde.

❏ Na vida colhe-se o que se planta. Por isto, para ter vida longa e feliz, pratique o bem, seja bondoso e justo.

❏ Quem não sabe sorrir não deve abrir uma loja. (Provérbio chinês)

❏ Você conhece algum velhinho bondoso que tenha sido um carrasco enquanto jovem? Certamente, muito poucos carrascos sobrevivem longamente.

❏ Seja flexível, aceite o mundo ao seu redor sem preconceitos. Escolha bem suas indignações.

❏ Puritana é a pessoa que coloca indignação correta em coisas erradas. (Gilbert Chesterton)

❏ **O ódio, a inveja e a raiva encurtam a vida.**

❏ Para viver muito é preciso ter memória curta. (Albert Schweitzer)

❏ Nutrir ódio por alguém é o mesmo que queimar a própria casa para matar um rato.

❏ A inveja e a raiva são como uma arma com o cano voltado para quem atira. Nunca se atinge o objeto de nossa raiva ou inveja.

❏ Quem não faz o bem durante a vida não o colhe em vida.

❏ Quem corre riscos na vida sobrevive menos.

❏ Existem "velhos motoristas" e "motoristas audazes". São raros os "velhos motoristas audazes".

❏ Pense em 10 coisas que você não pode morrer sem ter feito. Depois saboreie lentamente cada uma delas, levando o maior tempo possível. Afinal, ninguém tem pressa para morrer.

❏ Seja o primeiro a levantar-se de manhã.

❏ Modernize-se. Mude a armação de seus óculos.

❏ Modernize-se. Mude seu jeito de vestir.

❏ Informe-se sobre os problemas de saúde da terceira idade.

❏ A doença nem sempre é ruim. Às vezes pode nos alertar para a necessidade de mudar de vida. Outras vezes deixa-nos mais humildes diante da descoberta da dura realidade: também sou humano, também posso adoecer.

❏ Desalento, depressão, significam que estou crescendo interiormente.

❏ Desalento, depressão, são parte da alma e do corpo humanos. Um dia saberemos qual é a sua química detalhada e seu tratamento definitivo. A vida poderá então ser muito menos triste, mas teremos menos oportunidades de crescimento interior.

❏ **Não curta o teto de seu quarto. Ficar deprimido, deitado, olhando para o teto é um péssimo hábito.**

❏ Não fique deprimido. Vá ao shopping, vá ao cabeleireiro.

❏ Passe a vida planejando sua aposentadoria. Mas nunca se aposente.

❏ Consulte regularmente seu médico. Geriatras conhecem bem o processo de prolongar a juventude.

❏ Reponha vitaminas e sais minerais. Mas não exagere. Siga os conselhos do seu médico.

❏ Desde cedo na vida tenha um seguro-saúde.

❏ Divida sua casa com um animal doméstico. Estudos mostram que vive mais quem dá e recebe carinho de um cão ou um gato.

❏ A prática de atos de solidariedade, está provado, prolonga a vida.

❏ Volte a ser estudante. Você agora é livre para escolher o curso que lhe der mais satisfação. Volte a estudar.

❏ Voltando a ser estudante você vai estimular o seu cérebro a manter-se jovem, além de conviver diariamente com gente mais jovem do que você.

❏ Você, estudante de novo, se surpreenderá com sua capacidade de atualizar-se e pensar como jovem.

❏ A atividade intelectual é, sem dúvida, a que mais gratifica o ser humano. É a melhor fonte de motivação e inspiração para uma vida longa e feliz.

❏ Idade não é doença.

❏ Maturidade consciente ou maturidade positiva são nomes politicamente corretos para a terceira idade.

❏ Envelhecer é ainda o único meio que se encontrou para viver muito. (Anatole France)

❏ Se eu soubesse que iria durar tanto tempo, eu teria cuidado mais de mim mesmo. (Prof. Milton Menegotto)

❏ Não se deve estereotipar o idoso. O que é problema para alguns não é para outros. Sobrevivência é o problema de inúmeros idosos. Vencer o tédio é o problema de outros.

❏ A sua idade não tem a menor importância, a não ser que você seja um queijo ou um vinho. (Helen Hayes)

❏ Para mim, velha é aquela pessoa com 15 anos mais do que eu. (Bernard Baruch)

❏ Deus não foi injusto com você. Deu-lhe uma vida longa e o privilégio de chegar à terceira idade. Aproveite!

❏ Deus não foi injusto com você ao deixá-lo envelhecer. Você será injusto com ele se não aproveitar a vida que ele lhe concedeu.

❏ Agradeça a Deus por ter lhe dado este cérebro privilegiado e a forma de utilizá-lo plenamente.

❏ **Para viver muito reze e seja bem-humorado. (Padre Marcelo Rossi)**

❏ Aceite suas limitações, mas não esqueça, você é velho na medida que quiser ser.

❏ Posso tornar-me velho antecipadamente.

❏ Quanto mais perco a esperança, mais velho estou.

❏ Quanto menos planos eu tenho, mais velho fico.

❏ Quanto mais perco a capacidade de indignar-me, mais idoso eu estou.

❏ Quanto mais perco o entusiasmo, mais envelheço.

❏ Velho é quem perdeu a capacidade de amar, de sonhar, de imaginar, de indignar-se, de entusiasmar-se, de planejar, de sorrir, de acreditar.

❏ Velho é quem perdeu a curiosidade. (Paulo Freire)

❏ Quanto menos eu sorrir, menos viverei.

❏ Quanto menos eu me exercitar, mais eu definharei.

❏ Quanto menos eu acreditar em mim próprio, mais perto do fim estarei.

❏ **Quanto mais alimentar o passado, menos futuro terei.**

❏ Quanto menos apreciar o pôr-do-sol, menos nascer do sol eu verei.

❏ Quanto mais só eu estiver, mais triste eu serei.

❏ Quanto menos anedotas eu lembrar, mais chato ficarei.

❏ Quanto menos eu dançar, mais triste e só ficarei.

❏ Quanto mais desleixado com minha aparência eu for, mais ridículo eu me tornarei.

❏ Se eu perder a capacidade de fazer novos amigos, eu não saberei conservar os amigos antigos.

❏ Se eu perder a capacidade de me surpreender e encantar com o mundo ao meu redor, eu me tornarei um vegetal.

❏ Se eu fugir de meus problemas sem enfrentá-los, eu jamais me tornarei independente, e ficarei com a sensação de fraqueza.

❏ Se eu não exercitar meu cérebro, eu perderei o domínio sobre ele.

❏ Às vezes a melhor decisão é dizer-se: dane-se o passado, vamos viver o presente e preparar o futuro.

❏ Você não precisa falar como um velho. Observe o seu neto. Ele diz coisas engraçadas, você pode imitá-lo um pouco.

❏ Viver é um perigo. (Susana Gomes)

❏ Evite riscos desnecessários. Na dúvida, não ultrapasse. Use a faixa de segurança.

❏ "A maldita", como uma paciente de 90 anos sempre se referia à morte. O primeiro pré-requisito para viver muito é querer. O segundo, é tratar a morte como inimiga.

❏ Se queres suportar bem a vida, prepara-te para a morte. (Sigmund Freud)

❏ Nunca desista. A morte é só uma passagem. Só a temem os que não se preparam adequadamente para ela.

❏ A morte é um grande bem quando a vida se torna um grande mal.

❏ A morte não é um fim. É só um início.

❏ Aprecie os verdadeiros dons que Deus lhe deu. Eles permanecerão com você até o fim.

❏ O triunfo, a vitória, podem ser um péssimo resultado, pois onde existe um vencedor sempre haverá um derrotado e uma revanche.

❏ O que pode parecer uma derrota pode também ser o primeiro passo para uma grande vitória.

❏ A paz é a melhor companheira porque, ainda que ela não indique vitoriosos, ela também não gera derrotados e revanchistas.

❏ Não cometa os erros que seus pais fizeram. Revise cuidadosamente a vida deles em busca do que deveriam ter feito de forma diferente. Você aprenderá com isso.

❏ Remoer o passado é prática dos medíocres. Os que pensam com altivez planejam o futuro.

❏ Para manter-se jovem, deve-se alimentar mais sonhos do que lembranças. (Fernando Ernesto Correa)

❏ O coração está nos detalhes. Seja detalhista ao organizar a sua vida.

❏ Se a palavra "envelhecer" o incomoda, você ainda tem muito que aprender.

❏ Quem se aborrece, emburrece.

❏ Sempre recomece. Nunca é tarde. Principalmente, recomece a tentar ser feliz, se você ainda não é.

❏ Você tem a idade de suas artérias. Você se conservou bem?

❏ Sua agilidade depende de seu cérebro e de suas articulações.

❏ A agilidade de seu cérebro depende também das

pessoas com quem você convive. Conviver com pessoas inteligentes e animadas melhora seu desempenho intelectual e prolonga a vida.

❏ Suas artérias podem obstruir. Não deixe acontecer o mesmo com seus neurônios. Previna-se. Peça a ajuda de seu clínico ou de seu neurologista.

❏ Nunca é tarde para prevenir a doença. Qualquer doença.

❏ Aprenda a jogar cores ao redor de si próprio. Pinte o seu mundo de muitas cores.

❏ Qual é a lei, qual é o artigo, qual o parágrafo que o obriga a usar roupas escuras? Liberte-se de seu lado mórbido. Encha de cores a sua vida.

❏ **Pinte sua sala de amarelo, seu quarto de verde, sua vida de azul.**

❏ Novas cores em sua vida o deixarão mais leve e mais feliz.

❏ O medo aumenta o tamanho do dragão e de sua sombra.

❏ Saber conviver com o medo, não supervalorizá-lo, é uma forma de autopreservação.

❏ Só cresce quem perde o medo de crescer.

❏ Só cresce quem perde o medo de mudar.

❏ Uma das melhores coisas da terceira idade é que o que você queria e não podia comprar quando moço agora você já não quer mais.

❏ As árvores são como os seres humanos. Quando envelhecem, perdem suas folhas e se voltam para as raízes. (Miranda Neto)

❏ Velho é quem perdeu a cisma de mulher. (Ouvido de um paciente de 80 anos que ainda não havia perdido a cisma de mulher.)

❏ A felicidade dificilmente passa por um estômago vazio. (Provérbio chinês)

❏ Aprenda todos os dias alguma coisa nova.

❏ Otimismo, fé e atitudes positivas são consideradas novas técnicas de cura.

❏ Na busca da longevidade, talento conta parcialmente. O que faz a diferença é a persistência.

Se quiser viver muito, nunca diga:

Não consigo.
Não posso.
Não tenho mais idade para isso.
Não vou porque estou cansado.
Não vou porque está muito frio.
Não vou porque não tenho roupa.
Não me pergunte como vai, pergunte onde dói.
Não vou porque não tenho ninguém para me levar.
Não vou porque posso pegar uma gripe.
Esqueceram de mim.
Se eu for, atrapalharei?
Todos meus amigos já morreram.
Vai se levando.
Tudo me faz mal.
Agora já é tarde.
Não gosto de tomar remédios.

Os remédios terminam prejudicando.
No meu tempo...
Eu já vivi!
Eu já trabalhei demais nesta vida.
Não acredito em nada.
Não amo ninguém.
Ninguém me ama.

Respostas erradas a uma simples pergunta: "Como vai?"

Vai se levando.
Mais ou menos.
Vivendo.
Sobrevivendo.
Escapando.
Respirando.
Poderia ser melhor.
Se não sentisse tanta dor iria bem.
Aqui, sozinho.
Vou levando como posso.
Vou indo.
Vida de pobre é isso mesmo.
Como Deus quer.

❏ Ao perguntarem "como vai?", surpreenda a todos respondendo: "Sempre bem!" Não é a única resposta consistente para quem busca ser feliz?

Pílulas para sua dieta de rejuvenescimento

Em primeiro lugar, a grande pílula:

Voce já viveu a sensação de ver que suas melhores roupas não lhe servem, de que você está se envenenando com comida, que se não tomar uma atitude você vai explodir? Pois está chegando a hora da grande decisão. Emagreça! Decida ser magro para o resto de sua vida.

Orientações dietéticas gerais

❏ Em alimentação, a variedade é a melhor opção. Um pouco de tudo é melhor do que tudo de um pouco.

❏ Você só se torna saudável se comer o que odeia. (Desabafo evidentemente exagerado e bem-humorado de Heitor Krammer.)

❏ A felicidade dificilmente passa por um estômago vazio. (Provérbio chinês)

❏ Não deixe de fazer seu desjejum pela manhã. Parece ser importante não só para manter suas energias durante o dia, mas também para aliviar o stress.

❏ Bicarbonato de sódio e vinagre podem ser utilizados com vantagens na limpeza de pratos e panelas, pois o resíduo que deixam é absolutamente inócuo à saúde, ao contrário de alguns detergentes de uso doméstico.

❏ Descasque as frutas e os vegetais. Os pesticidas não são facilmente eliminados só com a lavagem.

❏ Não coma muito no jantar. Os alimentos ingeridos durante o dia têm suas calorias consumidas mais rapidamente, facilitando a manutenção ou até perda de peso. Reduzir o jantar pode ser uma forma de perder peso.

❏ Os estudos mostram que você prolonga sua vida comendo diariamente: pão integral, massas e cereais, arroz integral, frutas cítricas, brócolis, cenoura, couve-flor e alface.

❏ Coma cebola, alho e berinjela. A medicina chinesa afirma que cebola e alho reduzem a incidência de câncer de estômago. Há também informações que mostram que estes três produtos reduzem o endurecimento das artérias pela sua ação redutora do colesterol.

❏ Certos alimentos aumentam a sua ansiedade: cafeína (café, alguns chás, alguns refrigerantes), álcool, açúcar, adoçantes artificiais.

❏ O médico americano Dr. Robert Goldman acredita que para reduzir a depressão devemos eliminar o açúcar e a cafeína, ingerir Vitaminas B6, B12, ácido fólico, riboflavina, comer peixe (pelo seu conteúdo de ômega-3) e ingerir carboidratos complexos, como cereais, pela manhã.

❏ Aipo contém vitamina A, potássio e cálcio, além de fibras.

❏ Prefira tomar chá verde. Ele contém polifenóis semelhantes aos encontrados no vinho, que podem baixar o "mau" colesterol, elevar o "bom", diminuir a coagulação dentro dos vasos (como a aspirina) e até reduzir o risco de câncer de pulmão entre fumantes.

❏ Banana contém bastante potássio, o que pode ser benéfico para quem toma diuréticos e sofre de hipertensão arterial.

❏ Aumente seu consumo de frutas e vegetais. Você poderá estar reduzindo em até 40% seu risco de câncer, derrame cerebral ou infarto.

❏ Aliás, câncer, derrame cerebral e infarto são os 3 maiores matadores de hoje e os cientistas concordam que eles estão, na maior parte das vezes, ligados ao que comemos e bebemos ou respiramos.

❏ Prefira comer vegetais crus no início da refeição, em forma de saladas, pois eles liberam enzimas importantes para a sua digestão, além das vitaminas necessárias para seu metabolismo.

❏ Portanto, inicie pela salada.

❏ Bebidas alcoólicas ingeridas em excesso, entre outros problemas, aceleram o processo de osteoporose dos ossos.

❏ Coma frutas vermelhas. Melancia, moranguinhos e tomates contêm licopeno, que é uma substância relacionada com redução de alguns cânceres, principalmente de próstata.

❏ Licopeno é

um antioxidante existente no tomate que não é destruído ao ser cozido ou ao ser enlatado. Ele parece contribuir na redução do câncer de próstata quando ingerimos tomate ou algum de seus derivados todos os dias.

❑ Tome suco de laranja para antagonizar as nitrosaminas que são produtos cancerígenos usados na preservação de alimentos como bacon e mortadela.

❑ O uso excessivo de álcool diminui a imunidade do organismo, que fica mais suscetível a doenças.

❑ **Coma grãos diariamente. Quanto mais, melhor. Quanto menos processados ou cozidos, melhor.**

❑ Prefira farinha de trigo integral, arroz integral, centeio, aveia e massas. São a melhor fonte de fibras e reduzem a incidência de infarto e câncer de cólon.

❑ Colina é uma substância natural do organismo que parece influir favoravelmente na função cerebral e na memória. Ela existe em quantidade maior no germe de trigo, no trigo integral, no amendoim, arroz branco, carne de cordeiro, ovos, presunto e fígado de boi.

❑ Ginseng é conhecida na medicina oriental há 2.000 anos. Apesar de não haver estudos definitivos, é comum acreditar-se que tem efeitos antitumorais. O mesmo se diz da babosa.

❑ A Gincko Biloba parece ter efeitos saudáveis sobre a circulação cerebral.

❑ Ingerimos na dieta pouca quantidade de cálcio, magnésio, ferro e zincc.Um único comprimido por dia pode repor facilmente as necessidades.

❏ A vantagem é dos vegetarianos, porque eles apresentam 28% menos risco de morrer de doença cardíaca e 38% menos risco de morrer de câncer.

❏ Devagar com o café. Seu limite é três xícaras por dia. Além da cafeína estimular demasiadamente seu cérebro, há evidências da ação do café sobre as artérias, elevando a homocisteína e talvez o colesterol.

❏ Uma refeição gordurosa leva até 6 horas para ser digerida, enquanto uma refeição rica em carboidratos não necessita mais do que duas horas de digestão.

❏ Em um estudo, demonstraram prolongar a vida: o óleo de oliva, o pão integral, as frutas, os vegetais e o peixe. Esta é a base da dieta mediterrânea.

❏ A soja tem propriedades importantes. Seja criativo com ela, faça leite, faça "tofu", aprenda a utilizá-la na sua alimentação.

❏ Pesquisadores de Harvard colocaram extrato de cebola em tubos de ensaio contendo cultura de células cancerosas. Observaram que as células crescem mais lentamente.

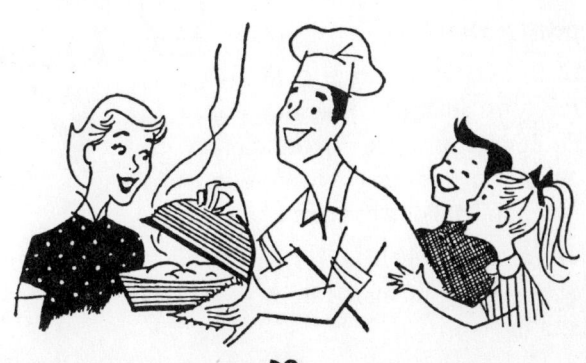

❏ Se seu orçamento é limitado estude o melhor lugar para comprar alimentos pelo menor preço.

❏ Se seu orçamento é limitado busque alternativas para os alimentos mais caros. Por exemplo, a proteína da soja e da gelatina são bons substitutos para alternar com a carne.

Água

❏ Beba muita água, 6 a 8 copos por dia. Beba pelo menos um litro e meio por dia.

❏ Um estudo mostra que a água é a melhor "pílula para prolongar a juventude de sua pele", pois deixa-a mais macia e menos sujeita a rugas.

❏ Água é também muito importante para a hidratação da laringe, principalmente de quem canta ou fala muito.

❏ Use um filtro de água para evitar contaminantes de toda a espécie que podem vir pela torneira.

❏ Se você estiver morto de fome, tome antes de comer dois copos de água e aguarde 10 minutos. Você provavelmente comerá menos, ou, pelo menos, somente o necessário.

❏ Tome água gelada. É também uma forma do seu corpo consumir mais calorias para repor a temperatura interna.

Sal

❏ Dieta pobre em sódio ou sal de cozinha reduz hipertensão.

❏ Evite o sal. Ele não só participa do processo de endurecimento das artérias como também contribui para o aparecimento da hipertensão arterial.

❏ O sal só serve para dar gosto aos alimentos. Tente cozinhar sem sal. Você pode ter a surpresa de ver que ele não é tão importante e pode ser substituído por outros temperos; pimenta, por exemplo.

❏ Aprenda a não usar sal nas saladas. Vinagre e azeite já são suficientes como tempero.

❏ Se você é hipertenso, faça churrasco sem sal. Use páprika picante.

❏ Os substitutos de sal existentes nos mercados e farmácias sempre contêm uma certa quantidade de sal de cozinha, o cloreto de sódio. Investigue quais são os que têm a menor quantidade. O gosto destes produtos é dado pelo cloreto de potássio, que não tem os efeitos maléficos do sal sobre o organismo.

❏ **Os hipertensos sentem menos o gosto de sal e por isso mesmo salgam mais a comida.**

❏ Você não precisa ingerir mais do que 3 gramas de sal por dia. A medida mais prática é feita com uma tampa de caneta Bic, que, quando cheia, pode conter um grama de sal.

❏ Lembre-se, existe sal até em produtos que você não suspeita, como pão, bolos, biscoitos etc.

❏ Cuidado com os queijos. Alguns deles podem conter meio grama de sal em apenas duas fatias.

❏ O sal pode ser deletério para a sua saúde. O sal refinado é de uso recente na história da humanidade. Os 25 milhões de hipertensos existentes no Brasil talvez fossem muito menos se o uso do sal refinado fosse mais restrito.

❏ Tire o saleiro de sua mesa. Não permita que crianças aprendam seus maus hábitos. Elas tenderão a imitá-lo.

❏ Vá devagar com as comidas rápidas, as populares "fast food". Geralmente têm alto conteúdo de sal ou são ricos em frituras, como é o caso das batatas fritas. Um único hambúrguer contém 890mg de sal, 30% de todo o sal que necessitamos em um dia.

Açúcar

❏ O uso de açúcar refinado é recente na história da humanidade. Há uma população de diabéticos, mais de 6 milhões no Brasil, que poderia ser menor se o uso de açúcar refinado fosse mais restrito. Intolerância à glicose torna-se cada vez mais freqüente.

❏ Tente acostumar se a tomar café sem açúcar.

❏ Leia rótulos. Se açúcar ou sal aparecem como componentes é porque a quantidade não deve ser pouca.

❏ Uma simples lata de refrigerante contém 6 colheres de chá de açúcar.

❏ Observe a quantidade de açúcar existente nos cereais ingeridos no café da manhã. Muitos são carregados de açúcar. Prefira fibras naturais que contenham outros carboidratos e pouco açúcar.

❏ Escolha com cuidado o adoçante artificial. Apesar de não ter sido comprovado em pessoas, ciclamato e sacarina provocam câncer de bexiga em animais de laboratório. Prefira os adoçantes artificiais mais próximos do açúcar natural que, no entanto, não contenham seus componentes maléficos. Provavelmente sucralose e estévia sejam os melhores.

❏ O uso de adoçantes artificiais não é tão inofensivo quanto parece. Fale com seu médico. Aparentemente sucralose é o mais natural deles porque se constitui da mesma molécula da glicose, sem no entanto conter a parte da molécula que eleva a glicose no sangue.

Gorduras

❏ Dieta pobre em gorduras saturadas e colesterol reduz o risco de alguns cânceres e de doença coronária.

❏ Dieta pobre em gordura reduz o risco de câncer de cólon e de mama.

❏ Retire cuidadosamente antes e depois de cozinhar a gordura existente nas carnes de qualquer tipo. Retire a pele da galinha.

❏ Prefira queijos com baixo conteúdo de sal e de gordura. São os queijos brancos tipo de minas.

❏ Você deve evitar as gorduras saturadas. Toda a gordura sólida que você vê na carne ou nos molhos (quando estão frios) provoca reações adversas no seu organismo. Para citar apenas algumas, o infarto, o derrame cerebral e o câncer de cólon, de mama ou de próstata.

❏ Uma boa forma é cozinhar as carnes e depois desprezar o molho que se forma, acrescentando outro, sem gordura, feito de tomates e temperos.

❏ **Uma boa forma de retirar gordura dos alimentos é congelá-los depois de prontos, retirando a camada de gordura que se forma.**

❏ As gorduras vegetais são, em geral, não-saturadas e por isso mesmo mais saudáveis, pois ajudam a eliminar o colesterol da circulação, levando-o ao fígado para que seja processado e decomposto em outros produtos.

❏ Óleos de oliva, de canola, de milho e outros óleos vegetais são ricos em gorduras monoinsaturadas e, portanto, são considerados gorduras saudáveis pois baixam o colesterol. O mesmo acontece com a gordura existente nas nozes, castanhas, amendoim e abacate.

❏ Portanto, fritando insistentemente o óleo vegetal, ele termina tornando-se semelhante à gordura animal. Isto se dá por um processo químico que se chama saturação e que consiste na eliminação de radicais livres.

❏ Colesterol é um produto do fígado humano e de animais. Não cresce em árvores. Por isso, evite as gorduras animais.

❏ Lembre-se que 70% da gordura que você ingere termina depositada em algum lugar de seu corpo.

Proteínas

❏ Reduza o consumo de carne vermelha. Seu uso farto está relacionado com doença das artérias (aterosclerose) e câncer.

❏ **Prefira uma dieta com pouca carne e muito peixe.**

❏ Não coma carne em excesso, principalmente se você estiver desenvolvendo osteoporose. A proteína combina-se com o cálcio no aparelho digestivo e depois este é eliminado pela urina, sem ser aproveitado pelo organismo. Você poderá ter que suplementar cálcio na sua dieta.

❏ Manga e mamão são ricos em uma enzima chamada papaína, que colabora na destruição do excesso de proteína que ingerimos. Facilitam também a digestão.

❏ Carnes brancas de peixes e aves têm menor conteúdo de colesterol.

❏ Uma excelente fonte alternativa de proteína é a encontrada em alguns vegetais, como em sementes e castanhas.

❏ Aprenda com os japoneses, que têm hoje a maior longevidade. Eles ingerem muita proteína da soja.

❏ Brotos de sementes contêm mais proteínas do que as próprias sementes.

Fibras

❏ Frutas, vegetais e grãos contêm fibras solúveis e podem reduzir o risco de doença coronária.

❏ Fibras solúveis da aveia podem reduzir o risco de doença coronária.

❏ Dieta rica em fibras reduz o risco de doença cardíaca e alguns cânceres.

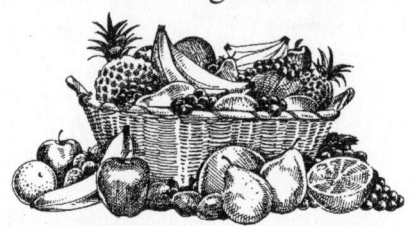

❏ Prefira arroz integral, pois contém mais fibras do que o arroz branco. Além disso, o uso de amidos desprovidos de fibras, como é o caso do arroz branco, parece ser fator desencadeante de diabetes.

❏ Brócolis são carregados de fibras. Abasteça-se. As fibras podem reduzir o câncer de cólon, de próstata, varizes e hemorróidas, além de facilitar a sua digestão.

Vitaminas

❏ Vitaminas A e C das frutas e vegetais reduzem o risco de alguns tipos de câncer.

❏ Ácido fólico reduz o risco de malformações nos fetos.

❏ Ácido fólico reduz o risco de doença coronária por antagonização da homocisteína.

❑ Você deve ingerir diariamente pelo menos 400 microgramas de ácido fólico. Ele existe nos vegetais, na cenoura, na abóbora, e nos grãos em geral.

❑ Coma os vegetais crus ou pouco cozidos. Cozinhando demasiadamente os vegetais, destruímos principalmente as vitaminas B e C. Por exemplo, alface e repolho cozido perdem 75% do seu conteúdo em vitamina C. Ervilha perde 40% de sua vitamina B (tiamina) em apenas 5 minutos de fervura.

❑ Vitamina C e bioflavina encontrada em inúmeros vegetais e frutas ajudam a manter o colágeno, que dá textura à pele.

❑ Vitamina B6 (piridoxina) pode proteger suas artérias do consumo excessivo de proteína (carne, por exemplo). Abasteça-se de B6 comendo, lentilha, abacate, salmão, atum, cenoura, arroz integral, banana, soja e derivados e germe de trigo.

❑ A vitamina C é a estrela das vitaminas. Parece também atuar antagonizando radicais livres. Abasteça-se dela comendo brócolis, broto de sementes (feijão, por exemplo), couve-flor, moranguinhos, alface, laranja, limão.

❑ Refrigere e beba a água em que você aferventou legumes e vegetais. Ela é rica em vitaminas.

❑ **Vegetais congelados ou enlatados perdem suas vitaminas. Prefira vegetais frescos.**

Cálcio

❑ Dieta rica em cálcio reduz osteoporose.

❑ Iogurte com baixo teor de gordura pode ser útil na

reposição de cálcio e potássio, para contribuir no tratamento da osteoporose e da hipertensão arterial.

❑ A média dos adultos necessita 25% mais cálcio do que ingere, segundo estatíticas americanas. Você pode abastecer-se de cálcio comendo peixes, frutas, derivados de leite com baixo teor de gordura, vegetais, grãos em geral como feijão, ervilha e, obviamente, com suplementação através de comprimidos de cálcio.

❑ Tome cálcio junto com as refeições, pois ele é melhor absorvido pela ação do ácido gástrico. A dose diária sugerida é de 1.000mg.

Radicais livres

❑ Radicais livres são toxinas que o organismo descarrega na circulação e que terminam por agredir as nossas artérias. Estimulam a sua produção o hábito de fumar e até o fumo passivo em ambientes fechados. Além disso, a poluição do ar e a ingestão de gorduras (sempre as gorduras!) também eliminam radicais livres para a circulação.

❑ Óleos vegetais, quando levados a altas temperaturas por longo tempo, como é o caso das frituras, produzem grande quantidade de radicais livres.

❑ Radicais livres na circulação são como se o automóvel tivesse o cano de descarga expelindo para dentro do carro.

❑ Radicais livres parecem ser a grande causa de envelhecimento. Para antagonizá-los contamos com vitaminas B, C, E e beta-caroteno.

❑ O alho também parece agir sobre os radicais livres.

Homocisteína

❏ Homocisteína é um aminoácido pouco conhecido, mas que quando em alta concentração no sangue pode provocar doença coronária semelhante à produzida pelo colesterol.

❏ Existe na carne, no café e em outros produtos animais.

❏ O antagonista da homocisteína é o ácido fólico ou vitamina B5. Ácido fólico, como o nome já diz, é encontrado nas folhas verdes dos vegetais.

❏ Aparentemente precisamos suplementar ácido fólico na ingestão diária para suprir o que não ingerimos em vegetais. A dose diária de suplementação é de 400 microgramas.

Contando calorias

❏ Para perder peso, reduzir a ingestão de calorias continua sendo o melhor sistema.

❏ Porém, não é fácil escolher os alimentos certos, com baixo poder calórico. Isto exige conhecimento e atenção aos rótulos dos alimentos.

❏ Um limite diário de 2.000 calorias é suficiente para manutenção do organismo. O que ingerimos a mais termina por depositar-se em algum lugar. E, teoricamente, para emagrecer deve-se ingerir menos de 1.400 calorias por dia.

❏ Um grama de carboidratos contém 4 calorias.

❏ Um grama de proteínas contém 4 calorias.

❏ Um grama de gorduras contém 9 calorias.

❏ 70% da gordura que ingerimos deposita-se nos lugares que menos desejamos: abdômen, tórax, coxas e nádegas, principalmente.

❏ Calorias podem ser ingeridas através de alimentos sem valor nutritivo, por estes não conterem vitaminas, fibras ou minerais. Por exemplo, açúcar e álcool contribuem com um imenso número de calorias, mas quase não têm valor nutricional.

❏ Da mesma forma, há gorduras que só acrescem calorias e não trazem benefício algum, como por exemplo as gorduras saturadas animais. São as que geralmente são sólidas.

Tipos de dietas

❏ Não há uma dieta saudável que seja aplicável a todas as pessoas. Os gostos pessoais devem ser respeitados.

❏ Não há dieta de emagrecimento que funcione para todos. Quem gosta de carne e vegetais poderá emagrecer pelo método de Atkins.

❏ Já quem é aficionado por doces e massas, provavelmente emagreça melhor com a dieta de Ornish.

❏ Há uma grande disputa nos Estados Unidos hoje entre o Dr. Atkins e o Dr. Ornish em busca da dieta ideal. Provavelmente as duas sejam úteis em pessoas diferentes.

❏ Em qualquer situação, ouça seu médico ou nutricionista.

Dieta de Atkins

❏ Apesar de controversa, a dieta de Atkins baseia-se no princípio de que ingerindo carboidratos aumenta-se excessivamente a produção de insulina, o que provoca completa absorção dos alimentos.

❏ A dieta de Atkins suprime açúcar, álcool, massas, frutas, doces, pães, cereais e grãos como arroz, feijão, ervilha etc.

❏ Alimentos permitidos são vegetais, tomate, cebola, queijos, ovos e principalmente proteínas da carne.

❏ A perda de peso é rápida, pois o organismo, na falta de carboidratos, começa a usar as gorduras depositadas.

❏ Algumas pessoas apresentam elevação do colesterol durante a dieta, o que deve ser acompanhado pelo seu médico.

❏ Quem é habituado a doces e outros carboidratos tem mais dificuldade de utilizar esta dieta.

❏ Depois de atingido o peso ideal, a manutenção é feita liberando-se parcialmente os carboidratos.

Dieta de Ornish

❏ O Dr. Dean Ornish propõe a perda de peso e uma vida saudável reduzindo-se a ingestão de gorduras de todo o tipo.

❏ Baseia-se na eliminação quase completa das carnes vermelhas e até brancas, ovos, margarinas e óleos vegetais, manteiga.

❏ É dieta praticamente vegetariana de baixo teor de gordura.

❏ Claras de ovos e latícinios com baixo teor de gordura são aceitáveis.

❏ É dieta favorável à redução do colesterol, dos triglicerídios, da pressão arterial. Também facilita o controle do diabetes.

❏ O Dr. Ornish propõe, além da dieta, um programa de vida saudável com exercícios físicos e mecanismos de redução do stress, que incluem meditação e mudanças do estilo de vida.

Dieta vegetariana

❏ Baseia-se no corte total de qualquer alimento derivado de animais, seja galinha, porco, carnes vermelhas de boi, peixes, aves, etc.

❏ Permite a ingestão de grãos, feijão, ervilhas, legumes, frutas, vegetais.

❏ Há dois tipos de vegetarianos:

Os estritos, que não usam nenhum produto animal.

Os moderados, que usam laticínios, queijos, sorvetes, iogurte e ovos.

❏ A proteína é fornecida através de grãos, nozes ou castanhas, sementes e principalmente *tofu*, um alimento oriental derivado da soja.

❏ Vegetarianos estritos podem ter falta de alguns aminoácidos essenciais para a vida, o que não ocorre com vegetarianos moderados.

❏ Os vegetarianos apresentam menor incidência de hipertensão arterial, osteoporose, câncer, diabetes, artrites e obesidade.

❏ Também se acredita que possa haver redução das

placas de gordura nas artérias (aterosclerose) e menor incidência de infarto, devido à baixa do colesterol.

Dieta mediterrânea

❏ Trata-se de dieta popular em alguns países da Europa (Itália, Grécia, Espanha e França, principalmente).

❏ Baseia-se na ingestão de peixes, óleos vegetais, massas e outros carboidratos e vinho.

❏ Tornou-se popular a partir da observação de que as populações do mediterrâneo apresentam menor índice de infarto e doenças dos vasos.

Paradoxo francês

❏ Apesar da grande ingestão de gorduras a doença dos vasos obstruídos por gordura é menos comum na França.

❏ Este fato tem sido creditado a dois fatores:

A ingestão de vinho em quantidade recorde quando comparada com outros países.

O estilo de vida do povo francês, que faz das suas refeições um verdadeiro ritual de relaxamento e bem-estar.

A dieta esquimó

❏ A observação de que os esquimós praticamente não apresentam infarto e outras doenças vasculares causadas pela aterosclerose foi creditada à sua dieta, associada a uma vida com pouco stress.

❏ Os esquimós comem basicamente peixes de águas

frias, cozidos ou crus, que contêm grande quantidade de ômega-3, um ácido graxo poliinsaturado. O ômega-3 existe nas algas-marinhas, que servem de alimento para este tipo de peixe.

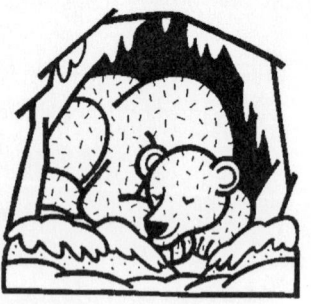

❏ O ômega-3 tem sido relacionado com a baixa do colesterol total, o aumento do colesterol bom (HDL) e a redução da obstrução dos vasos sangüíneos por gordura.

❏ Prefira peixes de águas frias: salmão, bacalhau, atum, truta. São peixes de águas quentes: linguado, congro, pescada, garopa, camarão, lagosta.

Fatos sobre as gorduras

❏ Nem todos os tipos de gorduras são maléficas. Dependendo da saturação, elas podem até ser saudáveis.

❏ O termo saturação tem a ver com o tipo de fórmula química das gorduras. As gorduras na natureza apresentam-se, geralmente, na forma de ácidos graxos compostos de carbono e hidrogênio.

❏ A gordura é saturada se a cadeia de carbonos carrega todos os átomos de hidrogênio possíveis.

❏ A gordura é monoinsaturada se ainda há espaço para dois átomos de hidrogênio.

❏ É poliinsaturada se mais 4 átomos de hidrogênio podem ser absorvidos.

❏ As saturadas são geralmente gorduras sólidas animais como o toicinho, a gordura branca ou amarela do boi etc. Exceção: óleo de coco é líquido mas é saturado.

❏ **As gorduras saturadas são responsáveis por infarto, câncer, obesidade e diabete.**

❏ As gorduras mono e poliinsaturadas são geralmente líquidas. Exceção: graxa sólida da baleia é insaturada.

❏ O segredo está em preferir a ingestão de gorduras poliinsaturadas (óleos vegetais de milho, soja, girassol) e monoinsaturadas (óleo de oliva e canola). As gorduras vegetais são, geralmente, insaturadas, enquanto as animais são saturadas.

❏ O ômega-3, encontrado no óleo de peixe, é uma gordura líquida duas vezes mais insaturada do que as vegetais.

❏ A ingestão de gorduras insaturadas, segundo inúmeros estudos, reduz o colesterol no sangue, aumenta o colesterol bom (HDL) e reduz a incidência de infarto, derrame, doenças das artérias e alguns tipos de câncer.

❏ Abacate, nozes, castanhas e amêndoas também contêm gorduras insaturadas saudáveis.

❏ Mas, cuidado! O processamento dos alimentos pode transformar produtos poliinsaturados em saturados. É o caso das frituras de óleos vegetais por longo tempo em altas temperaturas. Ao esfriar tornam-se sólidos, e quimicamente semelhantes à banha animal.

Pílulas para prolongar a juventude de seu corpo através do exercício*

❏ Para ter vida longa é preciso ter muita disciplina. (Lídia Ling)

❏ Consulte seu clínico ou geriatra antes de iniciar um programa de exercícios.

❏ Use as escadas.

❏ Leve seu cão a passear.

❏ Varra o pátio.

❏ Caminhe até o supermercado.

❏ Faça jardinagem.

❏ Use calçados adequados e confortáveis.

❏ Use roupas adequadas. Proteja-se do frio ao exercitar-se. No calor, use roupas leves que permitam a transpiração.

❏ **A caminhada é o grande exercício. Não exige equipamento especial ou equipe.**

❏ Escolha para suas caminhadas um local de piso regular.

❏ O exercício na esteira movida a motor substitui a caminhada na rua.

❏ Esteiras sem motor exigem maior esforço.

❏ A caminhada, por ser exercício de impacto com os

---

* Este capítulo teve a contribuição do Prof. de Educação Física Paulo Toldo.

pés, promove deposição de sais minerais nas pontas dos ossos mais longos, fortalecendo-os (o fêmur, por exemplo), porque gera um campo magnético semelhante às pontas de um ímã.

❏ Natação e outros exercícios não promovem impacto, mas têm outras qualidades, como flexibilizar músculos e articulações.

❏ Caminhe diariamente por 30 minutos. Se estiver muito ocupado, exercite-se pelo menos 4 vezes por semana.

❏ **Caminhe na velocidade de quem está com pressa.**

❏ Valorize dores novas.

❏ Se sentir algum desconforto, pare. Mas, atenção! Preguiça não é desconforto.

❏ Dores musculares podem significar lesões causadas por exercícios inadequados.

❏ Câimbras podem significar falta de algumas substâncias como cálcio e potássio. Consulte seu médico.

❏ Dores e inchaço nas articulações podem significar lesões. Consulte seu médico.

❏ Tome líquidos antes, durante e após o exercício. Leve uma garrafa de água.

❏ Respeite as dores que surgirem durante o exercício. Pare e consulte seu médico.

❏ Cuidado! Se durante o exercício aparecer uma dor em peso ou ardência numa área equivalente a uma mão espalmada sobre o meio do peito, que se irradia para o pescoço ou braço esquerdo, você pode estar tendo angina. Pare e consulte seu médico.

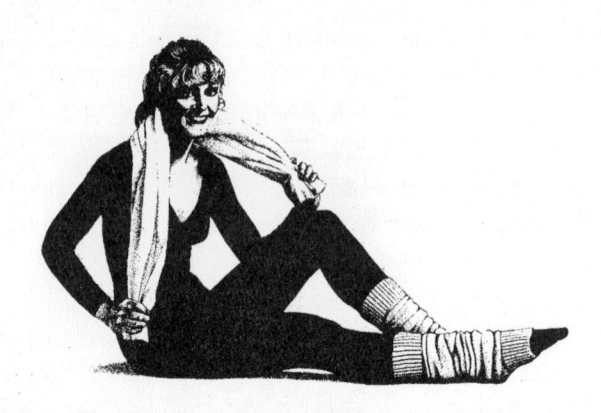

❏ A dor de angina não muda ao movimento do tórax, levantar braços etc. Se a dor tem relação com o movimento do tronco ou braços, tem mais chance de ser muscular. Se você tiver dúvida, procure uma sala de emergência para esclarecer.

❏ Caminhe, alongue-se, faça musculação.

Alongue-se!

❏ Os alongamentos relaxam sua musculatura e melhoram seu desempenho durante o exercício.

❏ Aprenda a alongar-se.

❏ Alongue-se antes e depois do exercício. Alongamentos tornam você mais flexível.

❏ Nunca é tarde demais para fazer alongamentos.

❏ Quanto mais idade, mais importante fazer-se alongamentos.

❏ Apesar de ter perdido sua amplitude de movimentos, a elasticidade muscular, a flexibilidade das articulações e a força, você sempre pode recuperá-las se seguir um programa regular de exercícios físicos.

❏ Alongar-se adequadamente significa não ultrapassar seus próprios limites do conforto.

❏ Vai levar algum tempo até seus músculos se soltarem, após muitos anos de enrijecimento. Não desanime. Tenha paciência.

❏ Os alongamentos que mostrarei aqui são os mais comuns e mais necessários. Faça-os diariamente ao acordar, antes e depois da caminhada e da musculação.

1. Extensão

❏ Alongue as duas pernas e os dois braços ao mesmo tempo. Fique 5 segundos e depois relaxe. A área escura mostra as regiões alongadas.

2. Região lombar e glúteo

❏ Com a cabeça no chão, traga a perna direita para o peito.

❏ Mantenha durante 30 segundos. Repita com a outra perna, sempre com as costas apoiadas no chão.

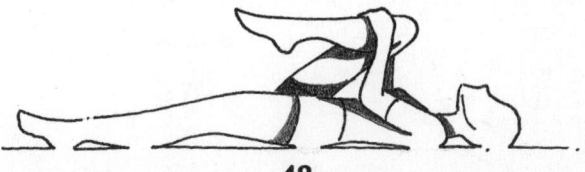

3. Coxa

Deitado sobre o lado esquerdo, apóie o lado da cabeça na palma da mão esquerda. Puxe o peito do pé na direção das nádegas. Mantenha por 30 segundos. Evite sentir dor no joelho.

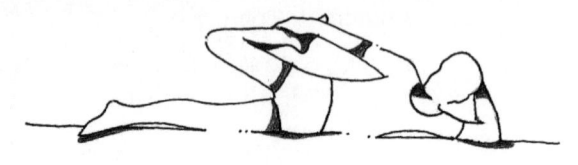

4. Atrás da coxa

❏ Use uma toalha para ajudar a tracionar o pé, se você tiver dificuldade de chegar até ele. 30 segundos.

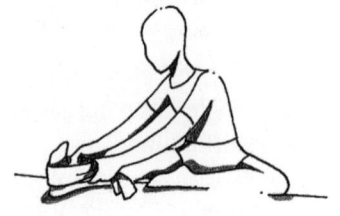

5. Coxa e pé

❏ Abaixe-se, deixando o peso do corpo sobre os pés. Para manter o equilíbrio, use as mãos. Mantenha-se sentado sobre os calcanhares durante 15 segundos.

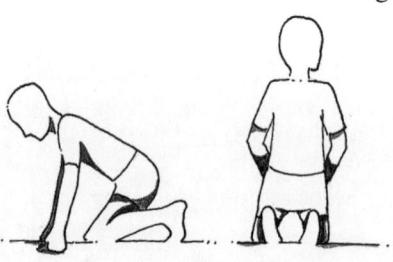

6. Peitorais

❏ Fique com os dedos entrelaçados sobre a nuca, forçando os cotovelos para trás com o tronco reto. Mantenha-se 10 segundos.

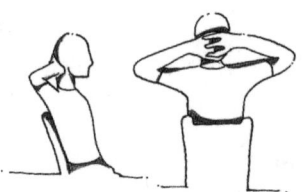

7. Ombros e costas

❏ Mantenha o tronco ereto, passe o braço esquerdo sobre o tórax e puxe devagar o cotovelo esquerdo com a mão direita, mantendo o ombro na posição normal. Ao mesmo tempo, vire a cabeça para o lado oposto. Fique 10 segundos, relaxe e repita com o outro braço.

8. Panturrilha (Barriga da perna)

Usando a parede como apoio dobre uma das pernas com o pé mais à frente enquanto a outra fica estendida para trás. Não tire do chão o calcanhar da perna de trás. Permaneça 30 segundos e repita com a outra perna.

Musculação em todas as idades

❏ Musculação é o aumento da massa muscular obtido através dos treinamentos com pesos.

❏ Com o passar da idade perdemos massa muscular e, em conseqüência, a força e a flexibilidade diminuem. Por isto temos mais dificuldade para agachar e levantar, subir e descer escada, tomar banho e vestir.

❏ **Força e flexibilidade são importantes também para evitar quedas.**

❏ O treinamento com pesos é a maneira mais eficiente para aumentar a força muscular, a densidade óssea e a flexibilidade.

❏ Isto ocorre por aumento das proteínas no músculo, da deposição de cálcio no osso e aumento do tecido elástico muscular.

❏ Melhora também o preparo físico para as caminhadas e outras atividades.

❏ Você se beneficiará da musculação em qualquer idade: pessoas fortes carregam objetos pesados conversando normalmente, enquanto que pessoas mais fracas têm dificuldade até para falar.

❏ Você pode fazer musculação utilizando objetos e utensílios domésticos. Não é imprescindível dispor de uma academia com aparelhos essenciais.

❏ Use sacos de feijão de 1, 2, 3, kg para exercitar os músculos.

❏ Estude os vários tipos de exercícios de musculação e passe a executá-los dentro de suas possibilidades.

Esportes que você pode praticar por toda a vida:

Caminhada
Tênis
Natação
Golfe
Ciclismo (no plano)
Musculação

Caminhadas

Caminhe 30 minutos por dia.
Velocidade: como quem está com pressa.
Horário: de preferência à tardinha.
Local: plano, sem acidentes.
Roupa: solta, confortável, quente no inverno, fresca no verão.

Alongamentos

Alongue-se. É a maneira de manter-se flexível.
Alongar-se alivia o "stress".
Faça 30 minutos por dia de alongamento.
Aprenda a alongar-se.

Pílulas para prolongar a juventude de seu cérebro

❏ Não se assuste com pequenos esquecimentos.

❏ A partir dos 40 anos é comum esquecer-se o nome de pessoas, onde se deixou objetos como chaves, óculos etc. São pequenos lapsos que não significam doença ou perda progressiva de memória.

❏ Em geral os lapsos de memória têm a ver com desatenção.

❏ Não achar o carro no estacionamento significa em primeiro lugar que você não prestou atenção ao estacioná-lo.

❏ Nem todos nascemos com o dom de uma memória privilegiada.

❏ **Uma boa memória exige aprendizado e exercício contínuos.**

❏ A organização é o melhor remédio para a memória.

❏ Metodizar a vida facilita e estimula a memória.

❏ Ria de seus esquecimentos, não se leve muito a sério.

❏ Aceite-se com a idade que você tem.

❏ Há um declínio natural da função cerebral com o passar dos anos explicado pela diminuição das conexões entre as células nervosas, chamadas neurônios.

❏ Hoje se sabe que mesmo neurônios velhos podem aumentar suas conexões e melhorar seu desempenho.

❏ Os exercícios cerebrais podem desenvolver novas conexões entre os neurônios e melhorar a atividade do cérebro.

❏ Exercite seu cérebro.

❏ Faça principalmente exercícios que envolvam várias áreas diferentes do cérebro.

❏ Exercite sua atenção e observação.

❏ Se você, ao conhecer uma pessoa, associar seu nome à sua altura, cor de pele, cor dos cabelos, timbre da voz, perfume, você estará ativando áreas diferentes do cérebro e terá mais chances de lembrar da pessoa quando for necessário.

❏ Os adultos, ao contrário das crianças, adquirem a tendência de usar menos os sentidos, acomodam-se ao que já conhecem e por isso formam menos conexões no cérebro e pioram seu desempenho.

❏ A rotina embota o cérebro.

❏ Uma vida muito previsível reduz a capacidade cerebral.

❏ O cérebro exige novidade.

❏ Aguce os seus sentidos. Nossos cinco sentidos (visão, audição, tato, olfato, gosto) são as janelas do cérebro para comunicar-se com o mundo.

❏ Além destes são também considerados sentidos a emoção e a inter-relação (entre as pessoas). São sete, portanto, os sentidos humanos.

❏ Precisamos exercitar nossos sentidos e mantê-los alertas.

❏ Não há drogas milagrosas para a memória.

❏ Não há alimento ou vitaminas que comprovadamente estimulem a memória.

❏ A mobilização diária de todos os sentidos é o exercício necessário para a manutenção da atividade cerebral.

❏ Mude seu estilo de vida, progressivamente, introduzindo exercícios para a sua mente.

10 maneiras de lembrar de tudo

✔ Concentre-se em um assunto por vez.
✔ Pense, medite, planeje.
✔ Faça lista de providências e lembretes.
✔ Organize a sua vida.
✔ Tenha uma agenda e respeite-a.
✔ Respeite os próprios limites.
✔ Estabeleça prioridades e respeite-as.
✔ Desvalorize as minúcias.
✔ Preste atenção a cada momento da vida.
✔ Dê atenção a cada pessoa.

10 formas de esquecer rápido

✔ Não anote nada.

✔ Leia quando estiver com sono.

✔ Não se concentre ao ouvir.

✔ Faça duas coisas ao mesmo tempo.

✔ Viva sempre atrasado.

✔ Durma pouco.

✔ Esteja sempre ocupado com um problema maior.

✔ Não valorize o assunto.

✔ Não valorize a pessoa.

✔ Mantenha-se deprimido.

Fatos importantes que você deve conhecer

❏ As células do cérebro se multiplicam substituindo as que morrem, mesmo após os 50 anos. Isto é conhecimento recente.

❏ O número total de neurônios permanece aproximadamente o mesmo por toda a vida.

❏ Os neurônios, quando estimulados, têm capacidade de formarem conexões entre eles chamados dendritos.

❏ Indivíduos que se mantêm ativos intelectual e socialmente possuem maior número de conexões entre os neurônios e chegam com maior capacidade mental a idades mais avançadas.

Exercícios para seu cérebro

❏ Abra a porta de casa no escuro, identificando a chave por palpação e fazendo-a girar na fechadura.

❏ Conte de 100 a 0, regressivamente, em voz alta, na velocidade que conseguir.

❏ Visite e receba visitas. A relação entre as pessoas, a convivência com outros indivíduos, obrigando-nos a falar, raciocinar, gesticular, exercita o nosso cérebro.

❏ Preencha seu tempo com atividades estimulantes e pouco usuais para você: pescar, por exemplo, é um esporte que pode ser iniciado a qualquer momento da vida.

❏ Compre uma nova máquina fotográfica e descubra a forma de utilizá-la.

❏ Faça aeromodelismo.

❏ Explore o mundo que lhe oferece o computador. Se não dispuser de um vá a alguma escola ou biblioteca pública onde haja livre acesso ao computador.

❏ Datilografe no seu computador ou na sua velha máquina de escrever utilizando todos os dedos.

❏ Escreva relatos sobre sua família para passar aos seus netos. Recupere sua árvore genealógica.

❏ Aprenda a jogar xadrez. Jogue contra si próprio se não tem parceria. Deixe um jogo sempre em andamento.

❏ Passeie no supermercado. Procure exercitar-se identificando os produtos que já conhece e lembrando de seu sabor ou odor.

❏ Saia para os parques e para o campo e observe flores, árvores e pássaros.

❏ Visite antiquários. Observe a diversidade de objetos. Pergunte-se que memórias aqueles objetos lhe trazem.

❏ Visite livrarias e sebos.

❏ Cultive amigos. Planeje atividades com eles.

❏ Mude sua posição na mesa ao almoçar. Sente-se em locais diferentes em sua sala. Inove continuamente. Quebre a sua rotina.

❏ Prepare alimentos que lembrem sua infância ou momentos especiais de sua vida. Relembre a comida da sua avó. Repita o cardápio de seu noivado, ou daquele jantar inesquecível.

❏ No verão mude sua mesa para a varanda ou para o pátio.

❏ Faça piqueniques.

❏ Tente identificar na comida o odor e o gosto dos seus componentes.

❏ **Enriqueça seu ambiente com flores. Procure reconhecer seu perfume.**

❏ Prove vinhos. É um bom estímulo ao olfato, gosto e visão.

❏ Faça um curso de culinária. Aprenda a cozinhar, se ainda não sabe. Faça pratos interessantes e convide amigos para degustá-los.

❏ Evite a televisão, se quiser ter seu cérebro ativo

por mais tempo. Assistir televisão por longas horas embota o cérebro como o sono.

❏ Viaje para lugares desconhecidos para você.

❏ Faça camping.

❏ Faça um curso de fotografia.

❏ Faça turismo fotográfico e ecológico. Busque locais onde a natureza seja mais pródiga e fotografe.

❏ Estude computação.

❏ Liberte o artista preso dentro de você. Faça um curso de arte dramática.

❏ Pinte quadros, faça esculturas.

❏ Dedique-se a um esporte que você ainda não pratica.

❏ Jogue cartas com seus amigos. Prefira jogos rápidos que exijam grande mentalização. E procure vencer.

❏ Saia de casa sem planos, caminhando em qualquer direção, levando consigo somente a curiosidade.

❏ **Ouça música e tente identificar os vários instrumentos que a executam.**

❏ Estude um idioma. Nunca é tarde.

❏ Caminhe na rua. Isto lhe despertará curiosidade e atenção.

❏ Vá ao zoológico e curta os animais.

❏ Faça jardinagem.

❏ Escute música enquanto aspira um perfume. Procure relacionar um com o outro.

❏ Faça caminhos diferentes ao dirigir ou caminhar para o trabalho.

❏ **Ouça rádio e tente identificar as vozes dos comunicadores.**

❏ Ouça rádio e mantenha-se informado sobre o que anda acontecendo pela sua cidade.

❏ Vá ao cinema. Veja de preferência filmes complicados, que exijam sua atenção.

❏ Troque o local dos móveis em sua casa. Renove periodicamente seu ambiente. Seu cérebro será intensamente estimulado.

❏ Tenha em sua casa o seu cantinho, onde você senta para descansar, para ler, para pensar. Mas mude periodicamente de local para que seu cérebro seja estimulado.

❏ Exercite sua mão fraca. Se você é destro dê mais atividades à sua mão esquerda. Use-a para escrever, cortar papéis, discar telefone ou segurar garfo e faca. Coma com a mão errada.

❏ Se você almoça no trabalho procure variar o local e a companhia.

❏ No intervalo do trabalho, alongue-se, saia para uma caminhada rápida ou converse com pessoas inteligentes.

❏ Pessoas inteligentes estimulam seu cérebro. Selecione bem seus amigos e companheiros. (Mauro Guedes de Oliveira)

❏ Mantenha sua casa e seu ambiente de trabalho perfumado. Varie o odor dos perfumes.

❏ Faça periodicamente uma limpeza em sua vida. Sua casa, seu ambiente de trabalho acumulam objetos, papéis desnecessários. O exercício está em definir o que é útil ou não, fazendo seu cérebro antecipar situações. Precisarei deste recorte de jornal algum dia?

❏ Seja sociável, não perca a oportunidade de conhecer novas pessoas.

❏ **Faça novos amigos e procure não perder os que já tem.**

❏ Estimule o seu tato, tente identificar o valor de moedas palpando-as. Identifique outros objetos pelo tato.

❏ Observe e registre os cheiros dos locais por onde passa. Faça associações: onde senti este perfume antes? Quem o usa?

❏ Use o sexo como verdadeiro exercício mental. Não siga rotinas. Inove. Procure ter e dar prazer.

❏ O sexo é um bom estímulo para todos os sentidos: Tato, olfato, audição, visão, gosto. Além disso, os sentidos da emoção e da inter-relação social são diretamente estimulados.

❏ **O sexo é um bom exercício para o seu cérebro.**

Aprenda computação

Aprenda a navegar na internet.
Brinque com jogos do computador.
Escreva mensagens para os seus parentes e amigos.
Mande e-mails.

Exercite seu cérebro

Faça contas de cabeça.
Faça palavras cruzadas, jogue xadrez.
Leia pelo menos dois livros ao mesmo tempo.
Varie sua atividade. Salte de uma para a outra. Faça seu cérebro adaptar-se.
Leia, leia muito.
Ouça música, veja TV, leia o jornal (tudo ao mesmo tempo). Isto agilizará seu cérebro.

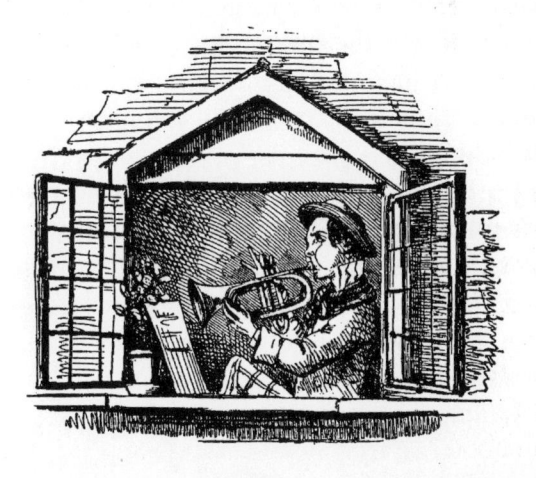

Pílulas para prolongar a juventude de seu coração

❏ Ao longo da vida o coração bate aproximadamente 70 vezes por minuto, 24 horas por dia, 7 dias por semana, 52 semanas por ano, durante aproximadamente 70 anos.

❏ Ao longo de sua vida seu coração baterá pelo menos 220 bilhões de vezes.

❏ A energia que ele produz seria suficiente para transportar uma jamanta de 20 toneladas do nível do mar até o pico do Everest, a 8.000 metros de altura.

❏ Seu coração é, na realidade, um fraco que se pretende forte.

❏ Mas seu coração é vulnerável às agressões que recebe no dia-a-dia.

❏ Seu coração foi o órgão mais vulnerável às transformações impostas pelo progresso do século que passou. E isto terminou por torná-lo fraco.

❏ Agredimos nosso coração pelo que comemos, pelo que bebemos, pelo que respiramos e pelo ambiente e as tensões em que vivemos.

❏ As fraquezas e vulnerabilidades do seu coração se manifestam principalmente pelo infarto do miocárdio, pela angina (dor no peito), pelas arritmias (disparos), pela hipertensão arterial (pressão alta).

❏ Valorize dores no peito. Principalmente se forem localizadas sobre o esterno, em aperto, ou ardência, se irradiarem para o pescoço e braço esquerdo. Tome uma aspirina de 500mg e vá à emergência mais próxima.

❏ Se estas dores estiverem bem relacionadas a exercícios e emoções, devem ser tratadas logo. Esteja alerta!

❏ Levamos anos construindo nosso infarto.

❏ Evite as fraquezas do seu coração, torne-o um jovem em qualquer idade.

❏ Se você é homem, saiba que seus riscos já são maiores desde a juventude.

❏ Se você é mulher, saiba que a partir da menopausa você está desprotegida e passa a ter riscos semelhantes aos do homem.

❏ Mude seu estilo de vida. Seja mais leve com seus amigos e parentes. E mais rígido com sua alimentação.

---

9 regras para evitar o infarto

Controle seu colesterol.

Não fume.

Controle sua pressão arterial.

Exercite-se.

Reduza seu peso.

Administre seu stress.

Evite ou controle seu diabetes.

Controle sua homocisteína, um aminoácido que imita o colesterol.

Conheça sua genética. Seus parentes sofreram do coração?

Pílulas para aprender a sonhar em qualquer idade

❏ Namore, tenha amigos do sexo oposto.

❏ A beleza está na alma e não importa qual o corpo que a carrega.

❏ A sinceridade mora em um aperto de mãos.

❏ A amizade é a forma mais desinteressada de amor.

❏ O coração é um motor movido a carinho e afeto.

❏ O carinho é o combustível do coração.

❏ Eu era paralítico de espírito e foi preciso ficar paralítico das pernas para fazer o espírito voar. (Thomaz Magalhães)

❏ Busque no passado as situações que lhe deram mais prazer e procure revivê-las em sonho. Cuidado, a história nunca se repete. Por isto, pense bem antes de querer tornar o passado uma realidade presente.

❏ O coração está nos detalhes.

❏ Temos que revisar o

provérbio chinês que diz: "Nunca volte a um lugar onde foi feliz". Melhor dizer: Volte sempre, e capture os restos de felicidade e emoção que deixou no passado.

❏ Sonhar é provavelmente a única coisa grátis disponível para qualquer pessoa.

❏ Nas coisas do amor uma pessoa adquire a idade do ser que ama. Eu, por exemplo, tenho 35 anos. (Ex-presidente Carlos Menem, da Argentina).

❏ A idade não protege contra o amor, mas o amor protege contra a idade. (Jeanne Moreau)

❏ Covarde não é quem chora por amor, mas quem não ama para não chorar.

❏ O futuro é uma astronave que tentamos pilotar. Não tem tempo nem piedade, não tem hora de chegar. (Toquinho e Vinícius)

❏ Em caso de dúvida, ame. E sonhe.

Pílulas para enfrentar e sobreviver ao frio em todas as idades*

❏ Usar roupas adequadas ao frio é a melhor forma de sobreviver a ele.

❏ O segredo não é bloquear o frio externo. É conservar junto à pele o calor produzido pelo corpo.

❏ O segredo é usar uma camiseta de seda ou tecido sintético, colada à pele, que não permita que o calor do corpo se dissipe.

❏ O mesmo cuidado deve ser tomado em relação às pernas. O popular ceroulão presta-se a esta finalidade, pois cola-se ao corpo, evitando perda de calor.

❏ A quantidade de roupa necessária diminui muito se a temperatura do corpo fica mantida com um "colchão" de ar quente junto ao corpo.

❏ Além da camiseta, uma camisa, um suéter e uma jaqueta de nylon mais longa (até o

---

* Idéias sugeridas por Flávio Del Mese, um viajante do mundo, fotógrafo, conferencista e filósofo com conteúdo.

joelho ou metade da perna) são suficientes para enfrentar nosso frio brasileiro.

❏ As extremidades devem estar aquecidas.

❏ Mãos frias exigem luvas de lã ou de couro ou de material sintético como o nylon, forradas com lã ou pele. Luvas tricotadas em lã permitem a passagem de frio entre as tramas do tecido.

❏ O uso de chapéu não deve ser exclusividade dos calvos. Um bom chapéu de feltro deve acompanhar homens e mulheres durante o inverno.

❏ Os pés aquecidos são a condição de sobrevivência em lugares frios. Nossos sapatos não estão preparados para suportar o frio, por isso podemos atenuar com palmilhas feitas do material usado para forração do piso que apresenta espessuras variáveis (2, 3, 5 mm). Solados grossos de borracha especial são isolantes térmicos e de umidade. Muitos calçados, tipo tênis, podem ter esta característica.

❏ Não adianta usar inúmeras peças inadequadas de roupa. Mais importante é usar as roupas certas.

❏ Ambiente aquecido é a forma de não perder temperatura do corpo durante a noite. O melhor aquecedor é o de calor radiante sem resistências expostas ao ar que terminam reduzindo demais a umidade do ambiente. Ar-condicionado também reduz a umidade do ar. Às vezes, o uso de recipientes com água mantém a umidade do ar.

Pílulas para tirar melhor proveito dos medicamentos

❏ Não tome remédio algum sem ordem médica.

❏ Produtos populares que você já conhece o efeito podem ter o uso repetido sempre que necessário, com o conhecimento de seu médico.

❏ A receita anterior pode ser repetida se houver ordem explícita.

❏ **Não pare a medicação sem ordem médica.**

❏ Não tome medicamentos em jejum a não ser que tenha sido esta a orientação médica.

❏ Tome leite ou iogurte 15 minutos antes da medicação.

❏ Se os medicamentos lhe provocam enjôo, em primeiro lugar procure identificar qual deles é o responsável. Em seguida, ligue para seu médico e peça orientação. Caso for possível, ele o suspenderá ou substituirá.

❏ Mudança do hábito alimentar poderá facilitar o uso de remédios que lhe provocam enjôo. Adote comida leve, sem gordura, sopas, purê de batatas, frango grelhado, canja etc.

❏ Faça uso de medicação para o estômago quando recomendado pelo seu médico para evitar gastrite, úlcera, azia, sangramento digestivo.

❏ Alimente-se e tome seus medicamentos nos mesmos horários para adaptar seu organismo.

❏ Tenha paciência com os efeitos colaterais dos remédios, continue o tratamento até adaptar seu organismo.

❏ Não leia a bula se você for do tipo que se impressiona com o que lê.

❏ Praticamente todos os remédios podem ter efeitos indesejados (colaterais). Normalmente eles estão listados na bula. Esclareça com seu médico.

❏ Informe-se sobre os medicamentos em uso. Leia a respeito, procure saber qual a ação do medicamento no organismo. Se não entender pergunte ao seu médico.

❏ Informe-se sobre as interações com outros medicamentos que você toma.

❏ Remédios, quando bem indicados, só podem lhe ajudar. Tome-os! O conceito de que remédios podem piorar sua vida é antigo e inadequado.

❏ Não faça uso de medicamentos durante longo tempo sem se informar sobre os efeitos indesejados. Por exemplo, alguns antiinflamatórios usados longamente podem desmineralizar seus ossos e você poderá ter osteoporose no futuro.

❏ Respeite cada medicamento. Não seja irresponsável no seu uso.

❏ Mantenha toda e qualquer medicação longe do alcance de crianças.

Pílulas para vencer o ronco e a apnéia*

❏ O ronco ocorre pela passagem de ar em velocidade, fazendo vibrar a região da campainha (na garganta).

❏ A apnéia é a parada da respiração por mais de 10 segundos que pode ou não acompanhar o ronco.

❏ A cada 10 pessoas que roncam, uma tem apnéia.

❏ **Os distúrbios do sono afetam cerca de 40 a 50% da população.**

❏ Sedentarismo e obesidade são causas do ronco e da apnéia.

❏ Quem tem mais de 15 apnéias por hora de sono apresenta grande probabilidade de ter hipertensão.

❏ Ronco e apnéia têm sido relacionados a doenças cardiovasculares.

❏ As apnéias repetidas podem reduzir a oxigenação do sangue.

❏ A apnéia e o ronco podem estar relacionados à impotência sexual por redução do hormônio masculino (testosterona).

❏ As apnéias provocam noites mal-dormidas. Ao acordar pela manhã o indivíduo sente-se cansado e com sono.

---

* Este capítulo contou com a revisão do Dr. Denis Martinez, especialista em doenças do sono.

❏ O sono durante o dia, ao dirigir ou assistir a um filme, pode estar relacionado com apnéias noturnas.

❏ Indivíduos com apnéias durante o sono têm 7 vezes mais chance de se envolver em acidentes de trânsito devido ao sono e cansaço.

❏ Há outros fatores que aumentam o ronco e a apnéia: bebida alcoólica em excesso à noite, alimentação muito farta antes de dormir, posição ao dormir (principalmente de costas).

❏ Ronco e apnéia também são provocados por obstrução nas vias aéreas.

❏ Se você sofre de obstrução nasal, o primeiro exame a ser feito é com o otorrinolaringologista, para avaliar a presença destas obstruções.

❏ Há médicos especialistas em sono e suas doenças.

❏ Há tratamento para a maioria dos problemas do sono.

❏ **A primeira atitude é, certamente, emagrecer. Com a queda do peso, o ronco e a apnéia reduzem.**

❏ O exercício físico enrijece os tecidos e parece também diminuir o ronco e a apnéia.

❏ O problema mais sério do ronco é a dificuldade de relacionamento que ele pode provocar.

❏ Quando no casal um dos dois ronca, não deixando o outro dormir, inevitavelmente se estabelece um conflito.

❏ Dormir em quartos separados pode ser uma solução momentânea, quando possível. Porém deve haver uma clara decisão, discutida e aceita pelos dois para que o roncador não se sinta rejeitado e abandonado.

❏ O carinho e o interesse pelos problemas do roncador são fundamentais para manter a estabilidade da relação.

❏ Às vezes mover gentilmente a cabeça ou o tórax do roncador durante o sono já é suficiente para interromper o ronco.

❏ A discussão clara do problema e suas soluções e o enfrentamento pelo casal como sendo um problema dos dois levarão a uma solução satisfatória.

❏ Há um pequeno procedimento cirúrgico chamado cirurgia do ronco que pode funcionar em 70% dos casos. É a aplicação com anestesia local de microondas na região da campainha para torná-la mais rígida e não deixá-la vibrar.

❏ Há procedimentos mais complexos como o laser e a cirurgia sobre a região da campainha para os casos piores.

❏ Há também próteses para uso na boca, entre os dentes, que em alguns casos funciona.

❏ Para os casos mais severos há a máscara de CPAP (Continuous Positive Airway Pressure) para utilizar durante a noite.

Pílulas para manter sua auto-estima através da cirurgia plástica

❑ Se você está insatisfeito com alguma transformação do seu corpo que a idade lhe trouxe, avalie as possibilidades de correção e os riscos envolvidos.

❑ Cirurgia plástica é uma especialidade cirúrgica da medicina sujeita a riscos como qualquer outra. (Dr. Ivo Pitangui)

❑ Cirurgia plástica é, sem dúvida, uma fantástica especialidade da medicina que pode fazer mais pelas pessoas do que anos de psicoterapia.

❑ Pessoas que se sentem bem consigo mesmas não devem fazer cirurgias plásticas. (Dr. Ivo Pitangui)

❑ Não se pode pensar que fazer uma cirurgia plástica é o mesmo que ir ao cabeleireiro. (Dr. Ivo Pitangui)

❑ Também não se deve pensar em cirurgia plástica como futilidade ou "coisa de rico". A transformação do corpo pode afetar profunda e positivamente a alma.

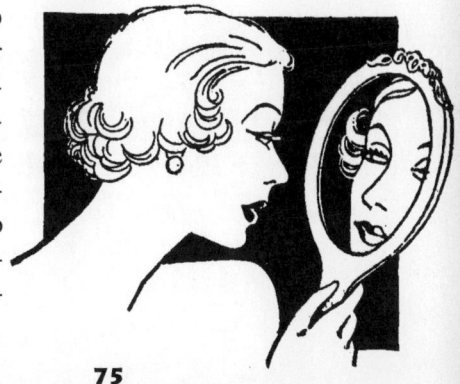

❏ Há pequenos procedimentos feitos em consultório que podem preencher sulcos e rugas que o incomodam há muito tempo.

❏ Suas pálpebras caíram, mantendo seus olhos semifechados, sua papada no pescoço deixa-o deprimido, seu lobo da orelha desabou, seu rosto murchou, deixando rugas que lhe tiram a auto-estima, faça uma plástica, volte à situação primitiva e sinta-se melhor.

❏ Sua calvície o incomoda? Faça implante de cabelos.

❏ Recorde, porém, que muitas rugas podem ter sido geradas pela alegria e pelo sorriso e não tiram a dignidade do rosto.

❏ Um sorriso contagiante e o brilho dos olhos atenuam qualquer ruga.

❏ Tenha muito respeito por suas rugas. Você passou muito trabalho para obtê-las.

LEMBRE-SE:

Você será idoso um dia.
Você tem filhos e quer que eles o tratem da melhor forma quando for idoso. Trate seus pais da forma como quer ser tratado quando chegar à idade deles.

Os 10 mandamentos para os filhos manterem seus pais mais felizes

1. Proteja seus pais idosos.
2. Diga-lhes o quanto você os admira.
3. Preocupe-se com a saúde de seus pais.
4. Mantenha-os à frente da família.
5. Comemore suas datas.
6. Faça seus filhos amarem e respeitarem seus avós.
7. Mantenha-se continuamente em contato com eles.
8. Simplifique a vida de seus pais.
9. Faça as suas vontades.
10. Ouça-os com paciência.

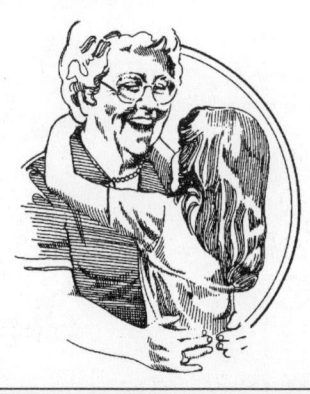

Os 10 mandamentos para seus "velhos" pais facilitarem a sua vida.

1. Faça seus pais se sentirem úteis. Peça-lhes pequenos favores.
2. Peça-lhes conselhos. Faça-os participarem de suas decisões.
3. Faça-os participarem da vida de seus filhos.
4. Dê férias aos seus pais. Planeje as férias da sua família incluindo seus pais.
5. Mantenha-os ocupados. Ajude-os a planejar suas atividades sociais e comunitárias.
6. Faça-os sentirem-se importantes e indispensáveis.
7. Preserve a memória de sua família. Peça-lhes que organizem álbuns de fotografias e documentos históricos da família.
8. Mantenha-os fisicamente ativos.
9. Faça de seu pai seu braço direito e de sua mãe sua melhor confidente.
10. Dedique-lhes este livro.

PÍLULAS PARA PROLONGAR A JUVENTUDE DE QUEM SABE QUE VAI ENVELHECER UM DIA

Pílulas para envelhecer com sabedoria

❏ A vida para ser longa deve ter significado e beleza.

❏ Sabedoria é a soma do conhecimento com o poder de efetuar mudanças.

❏ Aprendemos mais com nossos erros do que com nossos acertos.

❏ É mais fácil chegar ao sucesso do que mantê-lo. (Malcolm Forbes)

❏ A passagem do tempo deve ser uma conquista e não uma perda. (Lya Luft)

❏ **A vida deve ser avaliada pelas realizações e não pelo tempo vivido.**

❏ Conte sua idade pelos amigos que você reuniu e não pelos anos que você já viveu. (Nietzsche)

❏ Envelhecer, chegar à terceira idade é um privilégio que nem todos podemos desfrutar. Portanto, não se queixe.

❏ Nenhum homem sábio jamais desejou ser mais jovem. (Jonathan Swift)

❏ Um rosto sorridente fala mais do que mil palavras,
    do que mil gestos,
    do que mil poemas,
    do que mil livros.

❏ Idade é só um número na carteira de identidade.

❏ O que vale é a idade das células e das artérias.

❏ **As rugas são condecorações adquiridas através do tempo. Valorize-as, orgulhe-se delas, pois foi difícil obtê-las.**

❏ A velhice inicia quando trocamos nossos sonhos futuros por lamentações do passado.

❏ Acostume-se com a idéia: você está numa fase que lembra as coisas que quer esquecer e esquece as coisas que quer lembrar.

❏ Na idade madura não podemos perder tempo. Um ano para o jovem não é nada, mas para nós é muito tempo.

❏ Cheguei aos 90 anos feliz e com saúde pois nunca levei nada muito a sério. (Ouvido de um paciente)

❏ Fui feliz em três casamentos porque nunca perguntei para nenhum dos meus maridos "donde vens?", "para onde vais?", "por que chegaste tarde?" (Ouvido de uma paciente com 80 anos de idade e cheia de saúde, viúva três vezes.)

❏ **O brilho dos olhos esconde as rugas.**

❏ Nossa bondade, nossa dignidade, nossas qualidades, sobreviverão à nossa morte.

Idoso sim, velho nunca!

❏ Idoso é quem tem bastante idade, velho é quem perdeu a alegria de viver.

❏ O passar do tempo provoca a degeneração das células, a velhice degenera o espírito. (Por isso há velhos de todas as idades.)

❏ Você é idoso quando se pergunta se vale a pena, você é velho quando responde que não.

❏ Você é idoso quando sonha, você é velho quando apenas dorme.

❏ Idoso ainda aprende, velho nem ensina o que sabe.

❏ Idoso se exercita, velho descansa.

❏ Idoso ainda sente amor, velho só sente ciúmes ou inveja.

❏ Para o idoso o dia de hoje é o primeiro do resto de sua vida, para o velho todos os dias parecem o último.

❏ Você é idoso quando seu calendário tem futuro, você é velho quando só tem passado.

❏ Idoso se renova a cada dia, velho se acaba a cada noite.

❏ Idoso tem olhos no horizonte, no futuro, velho tem sua miopia presa ao passado.

❏ Idoso tem planos, velho tem saudades.

❏ O idoso curte com satisfação o que lhe resta da vida, velho sofre à espera da morte.

❏ As horas do idoso passam rápido, mas apesar disso a velhice nunca chega.

❏ As horas do velho se arrastam interminavelmente e sem sentido.

❏ As rugas do idoso são bonitas, pois foram geradas pelo sorriso. As rugas do velho são feias, pois são frutos da amargura.

❏ Em resumo: idoso e velho podem ter a mesma idade no cartório. Mas têm idades diferentes no coração.

❏ Que você, idoso, viva uma longa vida.

❏ Mas nunca fique velho!

(Modificado e ampliado a partir de texto de autor desconhecido.)

Ninguém deve querer envelhecer!

❏ Serei velho quando o que é novo me assustar, ou provocar imediata rejeição.

❏ **Serei velho quando me tornar intransigente, impaciente e não conseguir dialogar.**

❏ Serei velho quando me preocupar demais com fatos banais.

❏ Serei velho quando pensar demais em mim mesmo e esquecer os outros.

❏ Serei velho quando tiver a chance de amar e fugir com medo por achar muito tarde ou por não querer correr riscos.

❏ Serei velho quando o cansaço e o desalento forem meus companheiros mais assíduos.

❏ Serei velho quando novas idéias me agredirem.

❏ Serei velho quando parar de ousar.

❏ Serei velho quando parar de sonhar.

Pílulas para identificar os riscos da terceira idade

Este capítulo revisa os problemas principais que afetam a saúde das pessoas ao chegar à maturidade. Se você conhecê-los antecipadamente, poderá retardá-los ou até evitá-los.

❏ Conhecendo quais são os problemas que podem afligi-lo no futuro, você estará equipado para a sua prevenção. Esta é a proposta.

❏ Indivíduo sadio é o que não foi ainda suficientemente examinado. (Prof. Milton Menegotto) Antecipe-se aos problemas de saúde que você poderá vir a ter.

❏ Estes problemas podem iniciar aos 55 anos, ou até muito mais tarde, aos 80. Mas todos têm a ver com o processo de envelhecimento das células causados ou não pela genética familiar. Enfocaremos aqui somente os temas não abordados em outros capítulos deste livro.

Estes são os problemas principais após 55 anos:

Doença das coronárias (infarto, angina).
Doença cérebro-vascular (derrames cerebrais).
Câncer de pulmão, estômago e outros menos freqüentes.
Doenças da próstata.
Hipertensão arterial.
Diabetes.
Alzheimer.
Osteoporose.
Depressão.

Doença cérebro-vascular

❏ Ataque cardíaco tem seu equivalente no cérebro. É o ataque cerebral.

❏ É a segunda causa de óbitos no Brasil após doença das coronárias, segundo o Ministério da Saúde.

❏ Corresponde à ocorrência de oclusão de um pequeno vaso cerebral (trombose, acidente vascular cerebral isquêmico) ou ruptura de um vaso (derrame, acidente vascular cerebral hemorrágico).

❏ Os sintomas e sua severidade dependem da área cerebral atingida, do seu tamanho e localização, além da presteza no atendimento.

❏ Sintomas incluem: dor de cabeça intensa sem causa aparente, perda da fala, ou fala confusa e incompreensível, redução ou perda da visão, tonturas inexplicadas, perda de força ou sensibilidade em um lado do corpo.

❏ O início é súbito. Mas em um terço dos casos, dias, semanas ou meses antes ocorrem isquemias transitórias, que duram alguns minutos, com os sintomas acima descritos.

❏ Valorize qualquer um dos sintomas. Procure uma emergência. Chame seu médico.

❏ Ocorre por embolia, ou seja, um coágulo que se forma dentro do vaso cerebral ou migra de algum outro lugar do corpo (tromboembolismo), principalmente do coração.

❏ 15% são por ruptura de vaso (hemorragia).

❏ 10% são embólicos a distância.

❏ O resto são coágulos formados no local da obstrução.

❏ Diagnóstico é feito pelo neurologista através de exame neurológico, tomografia computadorizada e ressonância nuclear magnética.

❏ São fatores de risco: idade (risco sobe a cada 10 anos depois da idade de 55), hipertensão arterial, doença cardíaca, fumo, gorduras no sangue, homocisteína elevada, diabetes, isquemias cerebrais transitórias, excesso de glóbulos vermelhos, apnéia do sono, obesidade, associação do fumo com anticoncepcionais, sedentarismo, sexo masculino.

❏ Se você engordou mais de 20kg desde a idade de 18 anos, você tem 2 vezes mais chances de ter uma trombose cerebral, comparando com os que permaneceram magros.

❏ Prevenção deve começar cedo com check-ups regulares, monitorar a pressão arterial, evitar o sal, exercitar-se.

❏ Palpação e ecografia das carótidas é importante para evitar-se uma redução do fluxo cerebral por oclusão de uma delas.

❏ Remédios anticoagulantes que impedem as plaquetas de se agregarem nas artérias são importantes para prevenir a obstrução.

❏ Controle o diabetes, você deve ter glicose normal se quiser evitar o ataque cerebral.

❏ Homocisteína está elevada em 15% dos ataques

cerebrais e é antagonizada por 400 microgramas de ácido fólico.

❏ Se você está tendo um ataque cerebral, tome uma aspirina de 500mg e vá para a emergência mais próxima, tão rápido quanto possível.

Câncer

❏ Câncer é um nome genérico para várias doenças que afetam vários órgãos, alterando a função das células, que passam a se multiplicar de forma incontrolável.

❏ 70% dos cânceres são previsíveis, ou seja, podem ser evitados.

❏ 90% dos cânceres são relacionados a fatores nutricionais, genéticos ou do meio-ambiente.

❏ 50% estão diretamente relacionados com o que comemos ou bebemos.

❏ **Dieta saudável com fibras, grãos, frutas e vegetais ajuda a evitar o câncer.**

❏ A segunda causa é relacionada com o fumo, que é o causador de cânceres principalmente de pulmão, laringe, bexiga, rim e estômago.

❏ Dieta rica em gorduras aumenta o risco de certos tumores como mama, cólon e reto.

❏ Câncer de mama é a causa mais comum de morte em mulheres entre 35 e 54 anos. Mulheres que engravidaram após os 35 anos têm menor risco. Amamentação reduz o risco.

❏ Câncer de próstata é comum em homens depois dos 55 anos.

Pílulas para domesticar a sua próstata

❏ A próstata é uma glândula situada na frente da bexiga, envolvendo uma parte da uretra que é o tubo que leva a urina para fora da bexiga. A uretra passa no meio da próstata.

❏ A próstata produz o líquido do sêmen, que leva os espermatozóides para fora durante o orgasmo.

❏ Todo o homem fica, depois de certa idade, à espera de seus primeiros problemas com a próstata. Mas não necessariamente eles virão.

❏ Não espere ser poupado. Isso depende da atenção que você dará à prevenção.

❏ Hipertrofia e tumor são os dois problemas principais que podem surgir com o passar dos anos.

❏ Tumores de próstata detectados precocemente são curáveis.

❏ A detecção é feita através de um exame de sangue que mede o antígeno prostático, o PSA.

❏ Além disso, a partir de 45 anos, exame urológico anual com toque retal é a forma mais segura de detecção precoce de tumor de próstata.

Alzheimer

❏ É a degeneração das células cerebrais, que ocorre principalmente com o avanço da idade, levando progressivamente de um quadro de lapsos de memória até a demência.

❏ São vulneráveis à doença aqueles que possuem a genética familiar e indivíduos de idade avançada (acima de 80 anos) .

❏ Afeta a memória, o comportamento, a personalidade, o julgamento, a linguagem, a coordenação motora.

❏ A perda das funções se dá na seqüência inversa da aquisição destas mesmas funções pela criança.

Pílulas para evitar a osteoporose e fraturas

❏ Comum em mulheres, rara em homens, a osteoporose instala-se principalmente após a menopausa.

❏ Com a queda do estrógeno pela menopausa, o cálcio é retirado dos ossos e não mais absorvido. Os ossos enfraquecem.

❏ **Mais de 50% das mulheres após os 50 anos terão chance de fazer uma fratura óssea.**

❏ 90% do cálcio absorvido no aparelho digestivo termina nos ossos e dentes.

❏ O processo, na falta de estrógeno, funciona ao contrário, retirando cálcio de ossos e dentes.

❏ Quando você mulher, é jovem, você absorve cálcio. Na idade adulta, absorção e perda de cálcio se equilibram. Próximo à menopausa, o processo se inverte e há perda de cálcio.

São fatores de risco para osteoporose

❏ História familiar. Se sua mãe, irmã ou avó apresentaram fraturas, você tem o dobro de risco de também fraturar-se.

❏ São mais propícias à osteoporose mulheres brancas de cabelos claros e corpo delgado. Obesidade não é associada à osteoporose.

❏ Ingestão inadequada de cálcio é uma das causas de osteoporose.

❏ Existe correlação entre depressão e osteoporose.

❏ Sedentários têm maior incidência. Portanto, exercite-se desde a juventude.

Medicamentos que podem reduzir a absorção de cálcio

❏ São eles: corticosteróides (antiinflamatórios), antiepiléticos (Fenobarbital, Primidona, Fenitoína), hormônios da tireóide.

Prevenção

✓ Caminhar 45 minutos 4 vezes por semana na velocidade de quem está com pressa é o suficiente.

✓ Levantar peso por 30 minutos nos dias alternados.

✓ Dançar e correr são bons exercícios.

✓ Nadar não previne osteoporose.

✓ Exercícios de impacto criam um campo magnético nos ossos mais longos, facilitando a deposição de cálcio.

❏ Exercícios de impacto (caminhadas, principalmente) e musculação devem ser iniciados quanto mais cedo melhor, para prevenir osteoporose. Correr, dançar também têm um efeito favorável sobre a osteoporose. Nadar não ajuda, mas é bom para a flexibilidade dos músculos e articulações.

❏ Ingerir 1g de cálcio por dia. O que normalmente consumimos na dieta não passa de 300mg. Você necessita de 1.200mg na adolescência e 1.500mg após a menopausa.

❏ Ingerir pelo menos 400mg de vitamina D por dia. Ela promove a absorção de cálcio do aparelho digestivo para os ossos. A ação do sol sobre a pele (15 minutos por dia) é suficiente para obter esta dosagem.

❏ Pare de fumar. Fumantes chegam à menopausa com ossos menos calcificados do que não fumantes.

❏ Faça terapia de reposição hormonal para evitar a osteoporose. Mas discuta com seu médico os prós e contras.

❏ Ingerir derivados da soja que contêm fitoestrógeno, uma substância que imita a ação do estrógeno e ajuda na reposição de cálcio após a menopausa.

❏ Limite sua ingestão de álcool, pois ele reduz a absorção de cálcio.

❏ Reduza a ingestão de sal, pois ele parece retirar cálcio dos ossos.

❏ Limite sua ingestão de café a 3 xícaras por dia, pois a cafeína parece estimular a eliminação urinária de cálcio.

Diagnóstico

❏ Densitometria óssea é um exame radiológico de fácil realização que identifica a progressão da osteoporose.

❏ A partir da menopausa é de bom senso repetir a densitometria a cada 3 anos.

Tratamento da osteoporose

❏ Reposição hormonal com 0,625mg de estrógeno e 2,5 – 5mg de progesterona. Discuta com seu médico.

❏ Alendronato é a grande droga no tratamento da osteoporose, pois bloqueia a retirada de cálcio no osso, permitindo que este continue se formando normalmente.

❏ Toma-se 10mg/dia em jejum pela manhã, com 2-3 copos de água, permanecendo em jejum por mais 30 minutos, sem se deitar. Tudo isto porque pode provocar azia e sintomas de indigestão.

❏ Alendronato reduz fraturas.

❏ Calcitonina em spray nasal estimula a formação do osso.

❏ Raloxifeno (Evista) é um estrógeno especial que também reduz a incidência de câncer de mama.

Como evitar fraturas

❏ Reorganize sua casa. Retire tapetes escorregadios.

❏ Retire fios de extensão de eletricidade ou de telefone.

- Não deixe objetos no chão (inclusive brinquedos de seus netos).
- **Ponha piso antiderrapante nos banheiros.**
- Evite banheiras. Use box de chuveiro.
- Coloque barras para segurar-se nas paredes do toalete e do box do chuveiro.
- Evite sapatos de salto alto.
- **Use sapatos de solado de borracha.**
- Não troque rapidamente de posição. Deitado para de pé, por exemplo. Dê um tempo para seu organismo adaptar-se.
- Não gire a cabeça rapidamente enquanto caminha ou sobe escadas.
- Não ande com sapatos desamarrados. Prefira usar sapatos sem cordões.
- Na sua idade ninguém vai reparar nos seus sapatos. Prefira os mais confortáveis, macios, leves e seguros.
- Revise seus olhos regularmente.
- **Não seja excessivamente vaidoso: se necessário, use bengala.**
- Não seja orgulhoso: peça ajuda.
- Não suba ou desça escadas com as mãos nos bolsos. Suas mãos podem ser úteis se você tropeçar.
- Não suba em ônibus com as mãos ocupadas com pacotes e sacolas.

Pílulas para um check-up eficiente na terceira idade

❑ Check-up é importante em qualquer idade. Você se deu conta que levando seu bebê ao pediatra você estava fazendo check-ups?

❑ Tenha sempre presente em suas revisões as doenças que vitimaram seus antepassados mais próximos. A genética cria no ser humano uma incômoda tendência à repetição.

❑ Analise seus riscos genéticos em qualquer idade, mas principalmente após os 60 anos.

❑ Faça seu médico analisar os sintomas que você já apresenta.

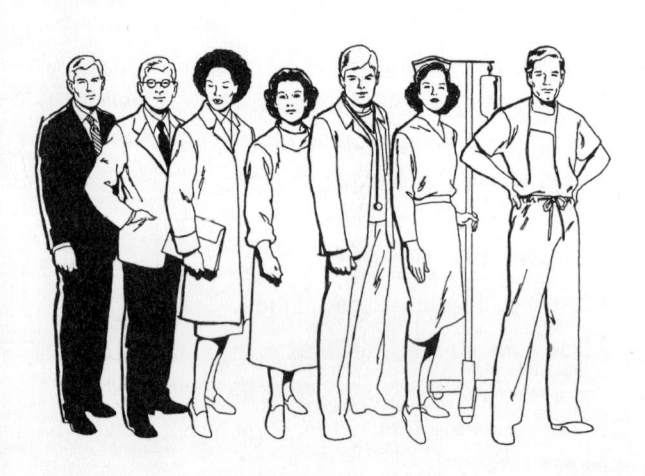

Exemplo de check-up após 50 anos de idade

Exames clínicos
História clínica
Exame físico
Medição de pressão arterial
Relação peso-altura
Glicose
Creatinina
Hemograma
Colesterol, HDL, LDL
Triglicerídios
Ácido úrico
Marcadores virais (HIV, hepatites B e C)
Rx tórax
Teste ergométrico
Ecocardiograma
Ecografia de carótidas
Revisão urológica — toque retal
Ecografia abdominal total

A critério de seu médico, acrescente:

Provas de função de tireóide (T3, T4, TSH)
Provas de função hepática
Provas de função pulmonar
Eletrólitos (sódio, potássio, cloro, cálcio, ferro, magnésio)

Indicadores de tumores (PSA – Antígeno Prostático Específico, alfafetoproteína, antígeno carcino-embriônico).

Para mulheres após a menopausa

❏ Atenção especial deve ser dada à presença de doenças cardiocirculatórias devido à falta de proteção do estrógeno após a menopausa.

Teste ergométrico e a ecografia de carótidas são indispensáveis.

Exame ginecológico anual com avaliação hormonal.

Densitometria óssea a cada 3 anos para detectar osteoporose.

Dosagem de hormônios femininos.

Mamografia.

Além dos indicadores de tumores já citados incluir o CA-125, que indica a presença de tumores de ovário.

Pílulas para prolongar a juventude de sua pele*

❏ Beleza e juventude são julgadas pelo que se vê. A pele é o que temos de mais exposto no corpo humano. Não vemos coração, mas vemos cara.

❏ A pele é o espelho do seu interior ou de sua alma.

❏ **A pele é o espelho dos órgãos internos e reflete seus problemas.**

❏ Se você tem rugas, olheiras, palidez, bolsas nos olhos, você pode ser considerado velho. Não importa a idade que você tenha.

❏ A pele é o órgão mais extenso do corpo humano, e, certamente, um dos mais importantes.

❏ A pele regula a temperatura do corpo, protegendo-o das variações da temperatura ambiente.

---

*Este capítulo contou com a contribuição e revisão da Dra. Sueli Brofman, dermatologista.

❏ Sensibilidade, alergias, infecções são muitas vezes manifestações na pele de outras doenças em outros órgãos.

❏ A elasticidade da pele é mantida por fibras chamadas elastina e colágeno. Quando estas substâncias se tornam escassas a elasticidade diminui.

❏ Nos idosos, por exemplo, ao beliscar a pele do dorso da mão fica uma prega que vai desaparecendo lentamente. Nos jovens a prega não se forma, pois a pele é mais elástica.

❏ A pele do idoso tem menos glândulas sebáceas e de suor e por isso fica mais seca e menos lubrificada, principalmente na mulher, devido à ação dos hormônios.

❏ A pele do idoso torna-se fina, seca, enrugada, descolorida e mais flácida.

❏ **Tomar 8 copos de água por dia ajuda a hidratar a pele.**

❏ O sol é o maior agressor da pele. Os raios do sol têm o poder real de envelhecê-la, até prematuramente.

❏ Mas há outros agressores: stress, desnutrição, dieta inadequada, variações rápidas do peso, abuso do álcool, poluição e fumo. Além, é óbvio, da genética e das alterações atmosféricas e climáticas.

❏ A pele necessita de quantidade limitada de raios solares para produzir vitamina D, que contribui com a deposição de cálcio nos ossos.

❏ Os benefícios do sol sobre a pele sem proteção são poucos se comparados com os malefícios.

❏ Os raios ultravioletas do sol enfraquecem a elastina e liberam enzimas que dissolvem o colágeno. Por isso ocorre o envelhecimento da pele.

❏ Mesmo nos dias nublados, sempre que existe luz do dia, 50% dos raios ultravioletas penetram através das nuvens, chegando à pele.

❏ Somente 15 minutos de exposição ao sol do meio-dia em dias alternados são suficientes para acelerar o envelhecimento da pele.

❏ **Evite expor-se ao sol das 10 da manhã às 15 horas da tarde.**

❏ Evite desde jovem a exposição indevida às máquinas de bronzeamento artificial. É um conselho da Sociedade Americana de Dermatologia.

❏ Claro que a exposição ao sol causa problemas, mas um bronzeado tem muito valor na aparência. Palidez em geral tem a ver com velhice, bronzeado com juventude.

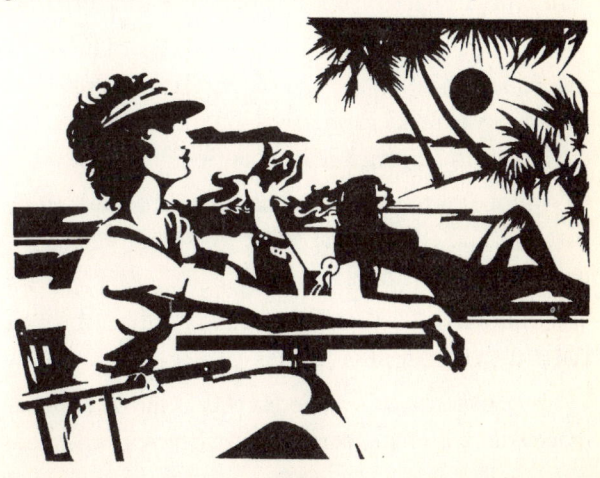

❏ Saiba porém respeitar os limites de exposição. Entre 10 e 15 minutos em dias alternados nos horários seguros(antes das 10 e depois das 15 horas) são suficientes.

❏ Guarda-sol de praia não protege contra raios ultravioletas que refletem da água e da areia.

❏ Mesmo na neve você é exposto a raios ultravioletas porque ela reflete 80% dos raios solares que recebe.

❏ Use o trio de proteção: óculos escuros, chapéu e filtro solar.

❏ Use chapéu de aba larga que cubra o pescoço com sua sombra.

❏ Uma camisa de mangas longas filtra 50% dos raios solares. Se houver camiseta por baixo, 70% dos raios UV são filtrados.

❏ Use filtro solar com fator de proteção 15 no mínimo. Mas não adianta exagerar no fator de proteção, pois de 15 para 45 ganha-se muito pouco em benefício e o custo aumenta desproporcionalmente.

❏ Aplique filtro solar com hidratante antes de sair de casa, mesmo em dias nublados. Use quantidades generosas sobre as áreas expostas.

❏ Usar filtro solar deve fazer parte da sua rotina como escovar os dentes.

❏ Os raios ultravioletas do tipo UVB são de comprimento de onda mais curto e só atingem a superfície da pele (epiderme), provocando vermelhidão, queimaduras e câncer de pele.

❏ Os raios do tipo UVA têm comprimento de onda mais longo e penetram mais fundo na pele (na derme), destruindo o colágeno e a elastina. Provocam sarda, manchas e o envelhecimento precoce. Adquire-se 10% do envelhecimento da pele através da genética e 90% pelo sol.

❏ Os raios do tipo UVA potencializam a ação do UVB, contribuindo com a formação do melanoma, um tumor de pele extremamente agressivo.

❏ Procure o médico se apresentar sinais ou manchas na pele que mudem de tamanho ou de cor, sangrem ou causem dor ou prurido. Principalmente se estiverem em zonas de atrito como planta do pé, por exemplo, ou sejam persistentes, e feridas que custam a cicatrizar.

❏ Os melhores filtros solares são de amplo espectro e devem proteger contra UVA e UVB.

❏ Jamais use bronzeador sobre o rosto, só filtros.

❏ O sol é a maior causa de câncer de pele.

Como rejuvenescer sua pele

❏ Para evitar ressecamento da pele e perda da sua lubrificação natural, não tome mais de um banho por dia.

❏ **Use água morna, evite água muito quente.**

❏ Use sabonetes suaves e neutros, que não ressecam ou irritam a pele. Sabonetes oleosos limpam a pele sem remover seus lubrificantes naturais.

❏ Evite perfumes ou desodorantes em excesso.

❏ Cuidado com o inverno! É o pior período para o ressecamento da pele devido ao frio e à baixa umidade do ar nos ambientes aquecidos, que terminam por consumir também a umidade da pele.

❏ Proteja seus lábios com manteiga de cacau no inverno. São a área exposta mais sensível.

❏ Use após o banho cremes à base de lanolina, óleos minerais ou vegetais como de jojoba e amêndoas.

❏ **Cosméticos e hidratantes têm ação temporária e devem ser repetidamente aplicados diariamente.**

❏ Sugere-se o uso de hidratante associado a filtro solar (2 em 1) compatível com o tipo de pele. Para pele oleosa, o hidratantre deve ser feito em gel, para a pele seca, deve ser creme ou loção cremosa.

❏ Óleos minerais podem causar rachaduras na pele ou dissolver os próprios lubrificantes naturais, deixando-a mais seca.

❏ **Após a menopausa o uso de cremes de fitoestrógenos parece reduzir significativamente as rugas.**

❏ A reposição hormonal melhora a aparência da pele feminina após a menopausa.

❏ Derivados da vitamina A como o ácido retinóico, segundo os dermatologistas, parecem ser eficientes contra acne, contra o envelhecimento da pele e até na prevenção do câncer de pele.

❏ Vitamina C parece contribuir na formação do colágeno quando aplicada à pele. Age também como antioxidante.

❏ Vitamina E também tem sido usada visando reduzir a oxidação celular na pele.

❏ **O fumo acelera o envelhecimento da pele pela sua ação de vasoconstrição das pequenas artérias.**

❏ Exercícios faciais para reduzir rugas devem ser corretos, senão só as aprofundam e pioram.

❏ Técnicas de cirurgia plástica podem tornar seu aspecto mais jovem. Aplicação em consultório de toxina botulínica produz excelentes resultados no preenchimento de linhas e rugas.

❏ Cosméticos podem ser selecionados ou produzidos por prescrição individual. Há profissionais nesta área que são dermatologistas e cosmetologistas.

Pílulas para prolongar a juventude de seus olhos*

❏ Cuidados com os olhos são necessários por toda a vida. Já devem iniciar na infância.

❏ Toda criança deve fazer revisão oftalmológica ao entrar para a escola e depois, a cada 2 anos pelo menos.

❏ Após os 40 anos e ainda mais após os 50 estes cuidados devem ser redobrados, pois novos problemas aparecem.

❏ E se houver necessidade do uso de óculos estas revisões passam a ser anuais.

❏ Os problemas mais comuns são: presbiopia, catarata, glaucoma, diabete e degeneração macular.

Presbiopia

❏ Usualmente chamada de vista cansada, é uma alteração natural da visão que se manifesta em todas as pessoas a partir dos 40 anos.

❏ O cristalino perde a elasticidade e a capacidade de acomodação, resultando em dificuldade crescente para ver de perto.

❏ Se os seus braços já não são suficientemente compridos para ler o jornal ou para enfiar a linha na agu-

---

* Este capítulo foi revisado pelo Dr. Joaquim José Xavier, oftalmologista.

lha ou para ler a bula do seu remédio, você está com presbiopia. Procure seu oculista.

❏ Óculos para perto são geralmente em meia lua e obrigam a olhar por cima deles para enxergar a distância. São úteis para leitura, principalmente.

❏ Lentes bifocais permitem ver de perto e de longe, mas têm uma linha de separação bem visível, o que às vezes dificulta a acomodação.

❏ Lentes progressivas permitem ver em todas as distâncias, pois o olhar passa suavemente da visão de perto para visão intermediária e depois para a visão de longe, sem esforço.

❏ Lentes de contato bifocais não servem para todos os casos. A solução que é dada hoje é corrigir um olho para longe e outro para perto.

❏ **Prevenção**: Não há.

Catarata

❏ Catarata é a terceira causa de cegueira na idade adulta. Porém, é geralmente reversível.

❏ O cristalino é uma lente existente dentro do olho que tem a função de formar a imagem sobre a retina.

❏ Após os 65 anos esta lente começa a ficar leitosa e a visão fica turva.

❏ Deve ser operada quando a visão fica nebulosa como se estivesse olhando através de uma cachoeira ou catarata. Daí o nome.

❏ A doença, em geral, afeta os dois olhos em fases diferentes, o que permite fazer-se uma operação por vez.

❏ São causas de catarata: o fumo (triplica o risco), álcool em excesso, obesidade, hipertensão arterial, diabetes com glicose alterada persistentemente, colesterol elevado, uso crônico de diuréticos e tranqüilizantes.

❏ **Usar os olhos intensamente não provoca catarata**.

❏ **Prevenção**: Vitaminas C e E atrasam em 10 anos a necessidade da cirurgia. Abandonar o fumo, o álcool, controlar diabetes e colesterol. Reposição hormonal após a menopausa retarda desenvolvimento da catarata.

❏ **Cirurgia**: É procedimento de pequeno porte feito em ambulatório com anestesia local e sedação.

❏ A cirurgia é indicada quando a catarata está madura, significando que a lente do cristalino está completamente opaca e já existe desconforto para o paciente que não consegue dirigir, ver TV, ler etc.

❏ A cirurgia retira a lente leitosa sem a cápsula. A técnica mais usada hoje é a "phacoemulsificação", que coagula e retrai a lente, retirando-a facilmente por meio de mínima incisão na córnea.

❏ Uma lente artificial é colocada no local da lente primitiva. Se uma lente artificial não pode ser usada, o paciente deverá usar lente de contato ou óculos bifocais ou de leitura.

Glaucoma

❏ É a segunda causa de cegueira no Brasil.

❏ É a elevação da pressão do olho. Só leva à cegueira se permanecer sem tratamento por longo tempo (30% dos casos).

❏ A pressão sobe dentro do olho porque o líquido produzido (chamado humor aquoso) não é drenado para fora.

❏ De início o paciente perde a capacidade de adaptação para o claro e escuro, troca freqüente a lente dos óculos, tem visão de anéis coloridos ao redor das luzes, com perda progressiva da visão lateral.

❏ Revisões anuais ou bianuais com oftalmologista a partir de 35 anos permitem detectar precocemente e tratar.

❏ São fatores de risco: idade, raça negra (tem até 5 vezes mais a doença), genética, trauma, anemia crônica, diabetes.

❏ O tratamento é feito com drogas que reduzem a produção de líquido ocular ou aumentam a sua vazão.

❏ **A forma de prevenir e controlar o glaucoma é detectá-lo e tratá-lo cedo em revisões com oftalmologista.**

Diabetes

❑ É a grande causa de cegueira no mundo.

❑ Os diabéticos têm 4 vezes mais chance de ter problemas de visão do que os não-diabéticos.

❑ **Causa:** A doença da retina dos diabéticos resulta de alterações nos pequenos vasos e é irreversível. Estima-se que haja pelo menos 2 milhões de diabéticos sofrendo de retinopatia no Brasil.

❑ Mais de 90% dos pacientes que não controlam bem sua glicose no sangue desenvolvem retinopatia, com dificuldades de visão.

❑ Há tratamento da doença em suas várias fases com *laser*.

❑ **Prevenção:** Manter a glicose em níveis normais e controlar a pressão arterial.

❑ Devem ser feitas revisões oftalmológicas anuais para detectar precocemente alterações da retina.

Degeneração macular relacionada à idade

❑ Degeneração macular é uma das causas de perda da visão na terceira idade.

❑ Ocorre sempre após 55 anos. É mais comum em brancos de olhos claros.

❑ Mácula é uma pequena região central da retina onde se forma o centro da imagem e as cores. A parte central da visão (para onde você olha diretamente) fica borrada.

❏ Fica-se com a visão periférica ou lateral preservada.

❏ Dificulta para ler, ver filmes e dirigir.

❏ São as causas mais comuns: genética, poluição, dieta rica em gorduras, pobre em frutas e vegetais, ingestão de produtos químicos derivados de plástico e fumo.

❏ Estima-se que haja no Brasil um milhão de pessoas com degeneração macular relacionada à idade.

Prevenção

❏ Evite ambientes poluídos.

❏ Proteja seus olhos da luz excessiva, principalmente da radiação solar ultravioleta (UVB).

❏ Use óculos de sombra desde a infância, que bloqueiem perto de 100% das UVB.

❏ Alimentação sadia com pouca gordura animal e rica em vegetais e frutas.

❏ Alimentos ricos em zinco, vitaminas A, C e E presentes em brócolis, espinafre e outros vegetais verde-escuros afer-ventados. Zinco está presente em grande quantidade na retina. Por problemas de absorção deve ser reposto no idoso (25 a 50mg por dia).

❏ O uso regular de um cálice de vinho por refeição reduz em 50% a incidência.

❏ O *laser* é usado para reduzir a evolução da doença.

Pílulas para prolongar a juventude de seus ouvidos

❏ A redução progressiva da audição com o passar dos anos é previsível e esperada em todas as pessoas.

❏ Fica mais evidente a dificuldade de ouvir quando houver ruídos de fundo. Por exemplo, onde há muitas pessoas conversando.

❏ Este processo inicia-se aproximadamente aos 50 anos e é mais comum em homens do que em mulheres.

❏ Evitar sons muito fortes ao longo da vida é reduzir a chance de surdez. Os músicos modernos sabem disso.

❏ Não há prevenção ou tratamento para a perda progressiva da audição.

❏ **Não há razão para negar sua perda de audição.**

❏ Também não há razão para deprimir-se ou lamentar-se.

❏ A depressão na terceira idade pode manifestar-se com a perda progressiva dos sentidos.

❏ Se for preciso, não deixe de usar aparelho de surdez. Como se usa óculos. Sem envergonhar-se ou sentir-se diminuído. Eles estão cada vez menores, mais discretos e mais eficientes.

Pílulas para prolongar a juventude de seus dentes

❏ Perder dentes ao longo da vida não é inevitável. Mas, certamente, à medida que envelhecemos, mais precisamos de nossos dentes.

❏ No adulto a causa mais comum de perda de dentes é a doença das gengivas.

❏ Gengivites ou outras doenças do tecido ao redor dos dentes podem ser causadas por pontes mal-ajustadas, diabetes e maus cuidados dentários.

❏ Mais da metade das pessoas apresentam alguma doença periodontal. Acima de 65 anos, 80% das pessoas têm algum problema de gengiva.

❏ Cáries, depósito de tártaro, sangramentos gengivais após escovar os dentes, edema e dor nas gengivas, mau hálito são alguns dos sinais de alarme da perda de dentes na idade adulta. Resolva-os logo.

❏ Para prevenir a perda de dentes devemos escová-los logo após as refeições, com escova macia ou média, usando dentifrício com flúor.

❏ Faça movimentos verticais sobre os dentes.

❏ Escove após o café da manhã e não ao acordar. Escove após o jantar e não antes de dormir.

❏ Evite resíduos nos dentes por muitas horas.

❏ Use fio dental ou escova interdental para acessar pontos mais difíceis.

❏ A escovação dos dentes elimina só 80% das placas. O fio dental é necessário para os 20% restantes.

❏ Se você não quer perder os dentes, use fio dental.

❏ Seu dentista deve limpar os seus dentes a cada 6 meses.

❏ Enxágüe sua boca com líquido que contenha solução antibacteriana. Pergunte ao seu dentista.

❏ O fumo amarela seus dentes e baixa as defesas imunológicas, reduzindo o fluxo sanguíneo das gengivas.

❏ Se você fuma, você terá a tendência a perder mais dentes.

❏ Reposição hormonal após a menopausa previne osteoporose e perda dentária por minimizar a perda de cálcio com conseqüente fortalecimento das arcadas dentárias.

❏ Quem faz reposição hormonal na menopausa tem 50% menos chance de perder dentes em relação a quem não faz.

❏ Implantes dentários são hoje muito comuns e evitam o uso de próteses mais extensas.

❏ Se seus dentes não ajudam, triture as carnes e as verduras no liquidificador.

Pílulas para a mulher viver melhor após a menopausa*

❏ A menopausa é um momento importante da vida da mulher, pois interfere na sua qualidade de vida profissional, familiar, marital e pessoal.

❏ A menopausa é um processo normal do organismo da mulher que começa com sintomas entre 40 e 45 anos e termina aos 51 anos.

❏ O período entre o início dos sintomas e o fim das menstruações é chamado perimenopausa.

❏ Por definição, a menopausa ocorre quando a mulher permanece 12 meses sem menstruar. O sangramento torna-se irregular até desaparecer.

❏ A cirurgia de remoção dos ovários antecipa a menopausa para qualquer idade, com sintomas mais agudos e mais intensos.

❏ Durante a perimenopausa alguns ciclos são anovulatórios, ou seja, não há produção de óvulo para ser fecundado.

❏ Mas, cuidado! Ainda podem haver ciclos com ovulação e você pode engravidar.

❏ Como você pode ainda ser fértil durante a perimenopausa, continue tomando anticoncepcional ou usando seu método usual de proteção.

---

* Este capítulo teve importante contribuição da Dra. Suzana Lago, ginecologista especializada em saúde da mulher madura.

❏ Se você fuma, tem pressão alta, colesterol elevado no sangue, diabetes, você não deve tomar anticoncepcionais, pois eles podem acelerar sua doença cardíaca.

❏ **Quem fuma não deve tomar anticoncepcionais. A mulher deve escolher entre o fumo e o marido. (Mário Rigatto)**

❏ Geripausa é o período de vida da mulher acima de 65 anos, caracterizado pela existência de ampla maioria de mulheres em relação aos homens, que morrem mais cedo.

❏ Geripausa é a fase da vida em que você deixou de ser uma adulta madura para tornar-se simplesmente a mais madura.

Fatos sobre a menopausa

❏ No início do século 19 (ano 1800), a expectativa de vida da mulher coincidia com a idade da menopausa, em torno de 48 anos.

❏ No início do século 21 (ano 2000), as mulheres vivem mais do que um terço de suas vidas após a menopausa (expectativa de vida de aproximadamente 75 anos). Mais do que 50 milhões de mulheres estão na menopausa hoje, sendo que só nos Estados Unidos 1 milhão de mulheres entra em menopausa anualmente.

❏ A população feminina amplia-se rapidamente na geripausa. Aos 70 anos há 60% de mulheres e 40% de homens. Acima de 85 anos há 70% de mulheres e após os 100 anos 80% dos seres humanos vivos são mulheres.

❏ Calcula-se que haja no mundo hoje em torno de 25 mil mulheres com mais de 100 anos.

❏ Calcula-se que das mulheres com 65 anos no ano 2000, 26% chegarão aos 90 anos.

❏ Portanto, se você ainda não começou, reaja agora. Cuide de sua saúde. Você terá muita vida pela frente.

Fatores determinantes da idade da menopausa

❏ O único fator determinante da idade em que você entrará em menopausa é a idade em que sua mãe e sua vó a iniciaram. Tal mãe, tal filha, tal neta.

❏ O fumo pode antecipar a menopausa em 3 anos. Portanto, não fume.

❏ Não importa a idade em que você iniciou a menstruar. Sua menopausa ocorrerá aos 51 anos aproximadamente.

❏ Não importa quanto você viverá. Sua menopausa ocorrerá na mesma faixa etária.

❏ Também não há influência do número de filhos que você teve ou se tomou anticoncepcionais.

❏ Se você removeu somente o útero e não os ovários, você não entrou em menopausa. Mas ela pode ocorrer mais cedo.

Transformações do organismo com a menopausa

❏ Menopausa é transformação natural do organismo. Todas as mulheres passam por isto, você não é a única!

❏ Com o passar dos anos vão diminuindo os folículos nos ovários, cai a produção de hormônios e desaparece a menstruação.

❏ Há 3 hormônios produzidos pelo ovário e relacionados aos ciclos da mulher: o estrógeno, a progesterona e a testosterona.

❏ O estrógeno prepara o útero para a gestação. Tem seu pico maior antes da ovulação, na primeira metade do ciclo, e outro menor na segunda metade após a ovulação.

❏ A testosterona tem seu pico durante a ovulação, para aumentar a libido e estimular a relação sexual e a procriação.

❏ A progesterona prepara o útero para receber o óvulo fecundado. Se isto não ocorrer, seus níveis caem subitamente e inicia-se a menstruação.

❏ A falta destes hormônios é que provoca todos os sintomas da menopausa.

Sintomas que você precisa conhecer

❏ Durante a perimenopausa, ou seja, antes do fim dos ciclos menstruais, ocorre insuficiência de progesterona que faz você ter ciclos irregulares, insônia, cansaço e perda da concentração.

❏ Há também oscilação em seus níveis de estrógeno.

❏ Se forem altos, você terá TPM (Tensão Pré-Menstrual), dores de cabeça, dor nas mamas, edema.

❏ Se forem baixos, você terá fogachos (calorões), redução da libido, atrofia dos órgãos genitais e oscilação de humor.

❏ Após o início da menopausa, portanto, quando param as menstruações, os níveis de estrógeno caem e permanecem baixos.

Estes são os sintomas da menopausa:

Aumento de peso
Calores ou fogachos
Diminuição da libido
Secura vaginal
Incontinência urinária
Atrofia dos órgãos genitais
Dor durante relações
Envelhecimento da pele, dos cabelos
Oscilação do humor
Piora da auto-estima
Depressão
Redução da memória recente
Redução da capacidade de concentração
Redução do metabolismo

Calma! Nem tudo está perdido! Tudo isso é natural e passa logo.

Após a menopausa você fica mais suscetível a:

Doença das coronárias (angina e infarto)
Osteoporose
Diabetes
Hipotireoidismo
Câncer de mama
Câncer de cólon
Câncer de ovário

<u>Portanto, a ordem é prevenção!</u>

❑ A terapia de reposição hormonal parece reduzir a incidência de cada um destes problemas.

❑ O seu aumento de peso se deve ao fato de que seu metabolismo caiu e você continuou comendo como antes. Não há mágica alguma!

❑ **Solução**: Fazer dieta, exercitar-se, aceitar-se como está.

❑ Calorões, fogachos ocorrem em 50 a 70% das mulheres. Você sua, fica corada, sente calor no rosto, no peito e nas costas e seu coração bate rápido. Dura 1 a 3 minutos e às vezes termina com calafrios. Ocorre várias vezes ao dia, sendo motivado pelo calor excessivo do ambiente, pela ingestão de álcool, de cafeína, de líquidos quentes ou pelo stress. É causado pela instabilidade dos vasos, que fazem vasoconstrição ou vasodilatação por influência do cérebro.

Solução: Repor hormônios, dormir despida, evitar álcool, cafeína e chocolate, reduzir temperatura do ambiente.

❏ **Secura vaginal:** Também ocorre por falta de estrógeno, assim como a atrofia que reduz o tamanho da vagina e pode causar dor durante as relações sexuais por falta de lubrificação. Não se decepcione! Procure ter vida sexual ativa (a prescrição médica é duas vezes por semana), pois isto reduz a atrofia e mantém a auto-estima.

Soluções: Use um lubrificante ou creme vaginal, faça exercícios com os músculos vaginais (exercícios de Kiegel), discuta com seu médico. Discuta com ele também a possibilidade do uso de um anel vaginal de estrógeno, e sobre a reposição hormonal.

❏ **Osteoporose:** Com a queda do estrógeno, o cálcio não é mais depositado nos ossos e, pelo contrário, é retirado de lá, levando à osteoporose.

Soluções: Reposição hormonal, de acordo com seu médico, suplementar cálcio e vitamina D, expor-se ao sol para a produção da vitamina D que os ossos necessitam (15 minutos por dia), não beba, não fume, não engorde, tome medicamentos para osteoporose receitados por seu médico, caminhe e exercite-se com peso e musculação.

❏ **Doença cardíaca das coronárias** – Antes da menopausa as mulheres são protegidas do ataque cardíaco pelos hormônios femininos. Com a queda do estrógeno, sobe a pressão arterial, sobe o colesterol total, baixa o colesterol bom (HDL) e sobe o ruim (LDL). Isto provoca formação de placas de gorduras nas artérias principais do corpo, indo até a oclusão (infarto, derrame). A reposição hormonal ainda é controversa nesta situação. Aguarda-se o final de um estudo em andamento (WHI – Women Health Initiative, EUA) que acompanha milhares de mulheres para se ter melhores evidências.

❏ Atualmente, deve ser feito um balanço em cada caso entre usar estrógeno e proteger o coração e os vasos ou provocar câncer de mama e útero. Se você tem genética familiar para um destes problemas, escolha a opção mais adequada.

Soluções: Controle o seu colesterol, se necessário com remédios, controle sua pressão, seu peso, seu açúcar no sangue, pare de fumar, exercite-se, controle seu stress.

Outros problemas, outras soluções

❏ **Pele seca, descamação e prurido:** Use cremes hidratantes.

❏ **Rugas e envelhecimento:** Use creme de fitoestrogênios.

❏ **Suores noturnos:** Durma despida.

❏ **Redução da libido:** Em primeiro lugar, seja criativa e renove sua cabeça. Depois, espere pela normalização de seu corpo.

❏ **Impaciência, irritabilidade**: Use técnicas de relaxamento. Faça ioga ou Chi-Gung.

❏ **Mudanças de humor:** Comunique-se. Prepare seus familiares e amigos para as transformações que você está vivendo.

❏ **Redução da memória recente**: Anote tudo, faça lembretes.

❏ **Perda da concentração:** Defina suas prioridades, enfoque-se nelas. Esqueça o resto.

❏ **Depressão**: Vá ao shopping, ao cinema. Divirta-se!

❏ **Tédio, desinteresse**: Redescubra sua vida com novos *hobbies* e interesses, novos amigos e novos projetos.

❏ **Perfeccionismo nos detalhes:** Mude seu estilo. Assuma-se mais leve.

❏ **Necessidade de vida mais natural**: Faça jardinagem.

❏ **Síndrome do abandono pelos filhos adultos:** Adote um cão ou um gato.

❏ **Desejo de paz interior:** Redescubra sua espiritualidade. Dedique-se à renovação de suas crenças e conhecimentos religiosos. Reze!

Fatos sobre a reposição hormonal

❏ Há evidências científicas do benefício da reposição hormonal:

no controle dos sintomas;

na osteoporose;

na melhora da qualidade de vida e auto-estima;

na atrofia genital.

❏ Não há evidência científica do benefício da reposição hormonal:

nas doenças do coração e vasos após a menopausa;

no câncer de cólon;

nas doenças dos olhos: catarata e degeneração macular.

❏ **O medo principal da reposição hormonal é que ela pode provocar aparecimento de câncer de mama. Isto, porém, não acontece nos primeiros 5 anos de reposição.**

❏ A incidência do câncer de mama após a menopausa está mais relacionada com obesidade, sedentarismo, ingestão de álcool, do que com reposição de hormônios.

❏ As doses e modo de uso dos hormônios hoje utilizados estão mudando. A tendência é diminuir a dose e utilizar mais a via transdérmica através de adesivos na pele.

❏ Há novas alternativas na terapia de reposição hormonal. Discuta com seu médico o uso de novas progesteronas de ação mais seletiva (micronizada, por exemplo), de raloxifeno e produtos de uso local como o anel vaginal de estrógeno.

❏ Fitoestrógenos presentes na soja e seus derivados têm sido usados com sucesso na reposição hormonal.

❏ Estudos feitos recentemente na Alemanha indicam que a "Cimifuga Racemosa" reduz os sintomas da menopausa (calorões, humor).

❏ Outro estudo indica que o "Hypericum perforatum" reduz a depressão da menopausa.

❏ Estes dois últimos produtos são naturais.

Pílulas para o homem viver melhor após o declínio sexual*

❏ Sexo após o declínio exige mais criatividade e imaginação. Inove e sinta-se feliz.

❏ Por sorte agora você é experiente. É justamente de experiência que necessitamos após o declínio.

❏ Penetração é apenas uma forma de usufruir dos prazeres sexuais que a natureza nos proporcionou.

❏ A penetração para o jovem é fator de afirmação da virilidade. Para o indivíduo maduro é apenas um complemento.

❏ Mesmo que você perca a capacidade de ereção, as suas mãos e o tato são uma fonte eterna de prazer. Raramente perdemos a habilidade em usá-los.

❏ Pesquise a dois suas zonas erógenas esquecidas. Surpreenda a si e a sua companheira.

❏ O segredo do sucesso de como você manejará sua sexualidade está intimamente ligado a como você enfrentou suas primeiras manifestações de declínio sexual.

---

* Este capítulo teve a revisão do Dr. Cláudio Telöken, urologista.

❏ Não estimule em você o conceito de uma anedota clássica que diz: Medo é a primeira vez que houve falta da segunda ereção. Pavor é quando pela segunda vez houve falta da primeira ereção.

❏ O medo é um péssimo companheiro para o desempenho sexual.

❏ Preocupações, desconcentração são a melhor forma de fracassar sexualmente. Quem tem a cabeça cheia tem a cama vazia.

❏ Se você faz amor com quem realmente ama, suas chances de falhar são menores.

❏ Você não precisa provar nada a quem você ama.

❏ Quem realmente o ama saberá compreender suas dificuldades e o compreenderá.

❏ Discuta seu problema de libido e ereção com quem você ama. Busquem juntos um conselho médico.

❏ Os urologistas têm conhecimentos para tratar com sucesso a maioria dos problemas de impotência. Consulte um urologista quando seu declínio sexual se manifestar.

❏ **Use Viagra ou similar receitado pelo seu médico. Trata-se de medicamento seguro se bem usado.**

❏ Combinem em comum acordo o horário para tomar Viagra (1 hora antes das relações).

❏ Se sua companheira não aceita discutir o assunto Viagra (o que, aliás, é comum), leve-a ao médico junto com você.

❑ Muito poucos não podem fazer uso de medicamentos. Os riscos são pequenos, bem definidos e ocorrem em uma minoria de casos.

❑ **Faça com sua companheira um plano de recuperação da confiança.**

❑ Medo, cansaço, preocupações, desconcentração e falta de confiança em si próprio são as razões mais comuns para falhas no desempenho sexual.

❑ Sua geração não aprendeu a falar abertamente sobre sexo. Mesmo assim, fale com sua companheira, estabeleça uma forma de comunicar-se sobre o assunto.

❑ Tenha em vista que sexo prolonga a vida por melhorar o desempenho físico e estimular os sentidos e exercitar o cérebro. Vale a pena superar velhos tabus por uma vida mais saudável.

❑ Em geral a resistência a medicamentos ocorre por parte das esposas ou parceiras, que consideram a situação como artificial ou que preferem simplesmente desistir de uma vida sexual ativa, sem considerar quanto de satisfação podem ter e proporcionar.

❑ **Não aceite simplesmente sua impotência. Informe-se. Consulte o seu médico. Fale sobre o assunto com sua parceira.**

❑ A maioria absoluta das impotências são solúveis. Um pequeno número de mais difícil solução (10%) é devido à obstrução das artérias que irrigam o pênis. Mesmo assim, próteses penianas podem ser utilizadas nestes casos. Fale com seu médico.

❑ Desistir é decisão comodista que, além de trazer dissabores, piora sua qualidade de vida, terminando por encurtá-la.

❑ Nunca se declare impotente. Prefira pensar: não está morto quem ainda luta.

❑ Consulte um urologista. Faça a dosagem no sangue de um hormônio masculino chamado testosterona.

❑ Não esqueça: impotência é só a dificuldade com ereção. Desejo sexual ou libido pode existir.

❑ O pênis tem seu próprio comando. Freqüentemente, enquanto o homem dorme ele está desperto. Outras vezes, o homem está desperto e ele dorme. (Leonardo Da Vinci)

❑ Impotência pode ser devida à idade, fatores psicológicos, medicação, trauma, doença vascular, diabetes, fumo, álcool, hipertensão e obesidade.

❑ **Quanto à idade**: Controle sua testosterona e, se seu médico concordar, use adesivos ou gel cutâneo de testosterona para melhorar seus níveis no sangue. Mas fique observando sua próstata, pois a testosterona pode ativar minúsculos tumores que se encontravam adormecidos.

❑ **Quanto aos fatores psicológicos**: Incluindo depressão, são 20% das causas de impotência. Se você tem ereção noturna, ou se tem ereção ao masturbar-se, sua impotência é provavelmente psicológica.

❑ **Quanto à medicação**: Remédios para pressão, principalmente betabloqueadores e diuréticos, podem reduzir sua ereção e libido.

❏ **Quanto aos seus vasos**: Doença vascular ou aterosclerose com obstrução das artérias do pênis podem reduzir sua ereção ou suprimi-la (10% dos casos). Por isto, controle seu colesterol.

❏ **Quanto ao trauma sobre o pênis, suas artérias e seus nervos**: O melhor exemplo são os milhares de casos de impotência causados pelo assento de bicicleta que termina por lesar nervos e artérias da região do pênis. Prefira caminhar.

❏ **Quanto ao diabetes**: Quase metade dos diabéticos têm problemas de ereção devidos à obstrução progressiva das artérias do pênis.

❏ **Quanto ao fumo**: Fumo é grande causador de impotência. Um estudo relatou 56% de impotência em fumantes contra 21% em não-fumantes. Portanto, se você fuma, você tem quase 2,5 vezes mais chance de terminar impotente.

❏ **Quanto ao álcool:** Alcoolismo também é causa de impotência. (Beber destilados diariamente.)

Viagra

❏ Viagra tem 80% de índice de sucesso mesmo em diabéticos.

❏ Viagra deve ser tomado com estômago vazio.

❏ Seus efeitos colaterais são suaves: calor e rubor no rosto, dores de cabeça, dispepsia (que é a sensação de estômago cheio e azia).

❏ Os efeitos colaterais têm tendência a desaparecer ou ocorrer irregularmente.

❏ Geralmente 50mg são suficientes. Às vezes o mesmo paciente precisa de 100mg.

❏ Lembre-se de tomar 1 hora antes do momento que desejar o efeito do remédio.

❏ Viagra causa dilatação nas coronárias. Portanto, se seu problema é coronariano, não se preocupe demais com o uso do Viagra.

❏ Talvez você não precise usar o seu remédio para a pressão ou para dilatar as coronárias próximo ao horário que for usar o Viagra. Fale com seu cardiologista.

❏ Se o Viagra não funcionou na primeira vez, tente mais 5 ou 6 vezes.

❏ Há novos produtos chegando. Mantenha-se informado, entusiasmado e esperançoso.

❏ Sempre ouça seu médico.

❏ A recuperação da atividade sexual melhora a qualidade de vida e o humor, abrevia a psicoterapia, estimula o desempenho do cérebro e prolonga a vida.

Pílulas para desde cedo planejar uma aposentadoria feliz

❏ Em primeiro lugar, se você pretende viver muito e permanecer feliz, nunca se considere aposentado. Mantenha-se ativo até o fim.

❏ O termo "aposentado" lembra confinamento aos aposentos, ou seja, à sua casa. (Flávio Alcaraz Gomes) Não é isto que você está planejando para seu futuro, certamente.

❏ Prefira declarar-se "vivendo por conta própria" do que "aposentado". Você, agora, já tem a possibilidade de ser independente. Considere-se, portanto, um "autônomo".

❏ A palavra aposentado, em português, é desestimulante. Prefira o espanhol "jubilado", que vem de júbilo, alegria. Declare-se jubilado, nunca aposentado.

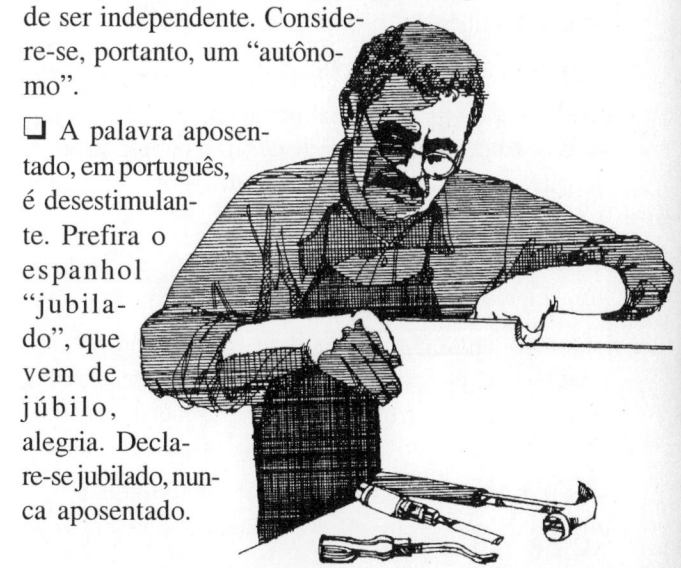

❏ Não se aposente, simplesmente. Mude de área de interesse. Por exemplo, se você foi um funcionário burocrático durante toda a vida, ao aposentar-se interesse-se por coisas que o façam viver ao ar livre.

❏ Quanto mais longe estivermos da natureza, mais infelizes seremos. (Arthur Clarke)

❏ Se você não planejar, a aposentadoria pode ser o início dos seus problemas. Planeje-se emocionalmente, financeiramente, planeje sua estrutura familiar, seu lazer e a continuidade de seu trabalho.

❏ Aprenda desde cedo a viver com pouco.

❏ Não faça empréstimos. Viva com o que tem.

❏ Ao emprestar para alguém, saiba que você poderá perder o dinheiro e, provavelmente, um amigo.

❏ Não seja fiador de ninguém. Com exceção de seus filhos.

❏ Não empreste livros ou discos. Presenteie-os logo, porque assim você não ficará inutilmente esperando a devolução.

❏ Escolha seus amigos desta fase da vida pela sua alma e pelo seu coração. Não pela sua conta bancária.

❏ Considere a possibilidade de desde cedo aderir a um plano de previdência privada. Quanto mais jovem você entrar, maior será o seu retorno mensal ao aposentar-se.

❏ Considere fortemente a possibilidade de aderir a um plano de atendimento domiciliar de urgência. Será uma forma de garantir acesso a tratamento em caso inesperado de urgência.

❏ Algumas pessoas sentem o impacto da aposentadoria, chegam até a apresentar uma crise emocional e existencial.

❏ Não tenha medo. Deus está com você. E não esqueça, você é o mesmo de antes de aposentar-se. Suas experiências, suas qualidades seguem com você.

❏ Compreende-se que você esteja mais sensível, mais inseguro. Você está em transição para nova etapa da vida. As mudanças sempre trazem alguma instabilidade. Encare com naturalidade.

❏ **O medo de perder bens materiais pode corromper o espírito. Não se torne egoísta ou avarento.**

❏ Nesta altura da vida não são os bens materiais que o tornarão mais feliz. Aposte nos valores espirituais.

❏ Aceite-se da forma que você é, com o patrimônio que você conseguiu. Um relógio é suficiente. Quem tem dois relógios nunca sabe a hora certa.

❏ **Nesta fase da vida, freqüente mais a igreja do que o banco.**

❏ Dedique algum tempo às atividades de sua igreja ou de sua religião.

❏ Participe ativamente em programas de solidariedade.

❏ Seja voluntário de alguma causa ou instituição que o motive.

❏ Monte seu cantinho em sua casa, onde você se sente realmente confortável. Depois você pode chamá-lo carinhosamente de "Toca do Velho Urso", para colocar um pouco de graça na sua vida.

❏ O segredo de uma boa aposentadoria é antecipar-se a ela prevendo todos os detalhes, sejam financeiros, familiares, de moradia, de lazer e, principalmente, com qual ocupação você vai preencher seu tempo. Quem pensa antes, sofre menos depois.

❏ A arte pode ser uma grande motivação após sua aposentadoria. Para isso, comece a preparar-se desde cedo.

❏ Estude sua alma, seu jeito de ser, seus gostos e emoções.

❏ **Liberte o artista preso dentro de você. Ele é um cantor? Um pintor, talvez? Ou mesmo um ator de teatro?**

❏ Junte-se ao grupo de teatro de terceira idade que existe em sua cidade.

❏ Junte-se ao coral do seu clube ou de sua igreja.

❏ Quando estiver sozinho em casa, cante. Cante qualquer coisa. Procure aprender letra e música e cante.

❏ A música liberta a alma e prolonga a vida.

❏ A música é um grande antídoto contra a solidão. (Mauro Guedes de Oliveira)

❏ **A música é uma grande companheira. Cantando você faz companhia a si mesmo.**

❏ Ouça música continuamente. Adquira o hábito de ao chegar em casa ligar imediatamente o seu aparelho de som com seu disco preferido ou rádio de sua escolha.

❏ Comprar discos é uma atividade relaxante. Crie hábitos de freqüentar casas de discos, mesmo que seu orçamento seja limitado e você possa comprar muito pouco.

❏ Visitar casas de discos com amigos em determinado dia da semana pode tornar-se uma atividade extremamente relaxante e divertida. (Mauro Guedes de Oliveira)

❏ Prefira os CDs nos quais a letra das músicas acompanha. Assim você pode aprender a cantá-las.

❏ Presenteie discos aos seus amigos, em datas especiais como aniversários. Presenteie discos e livros.

❏ Habitue-se a freqüentar galerias de arte em busca de quadros que lhe agradem, ou de esculturas que você gostaria de ter feito. Não é preciso comprá-las. Basta deixar sua imaginação e sua sensibilidade lhe proporcionar um bom momento.

❏ Compareça às *vernissages* ou inaugurações de exposição de artistas plásticos em sua cidade. Você encontrará pessoas interessantes em um ambiente bonito e totalmente gratuito.

❏ Sua memória pode captar e reter seus momentos de sensibilidade. Você lembrará sempre daquele belo concerto a que assistiu no parque ou daquela pintura inesquecível que você viu na galeria de arte. Recordar é viver de novo.

❏ Assista aos concertos da orquestra de sua cidade. São, em geral, freqüentados por pessoas inteligentes e educadas. Além disso, têm preços reduzidos ou são gratuitos.

❏ Mesmo que você não tenha aprendido a gostar de música clássica ao longo da vida, neste momento em que você dispõe de mais tempo este tipo de música pode tornar-se um bom passatempo e uma área de aprendizado constante.

❏ **Durante um concerto feche os olhos e viaje com a música.**

❏ Evite cantar músicas tristes. Prefira os ritmos alegres que o embalam, deixando-o mais feliz.

❏ Você já tentou cantar no videoquê? Sozinho ou em grupo, pode ser uma grande diversão. (Os aparelhos podem ser alugados por preços razoáveis para reuniões com seus amigos.) Há, também, bares onde pode-se cantar gratuitamente em videoquê.

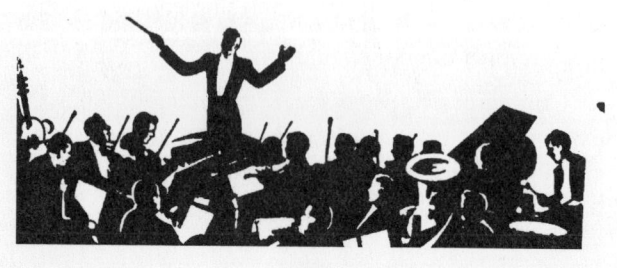

❏ Não viva por convenções. (Mauro Guedes de Oliveira) Você pode viver a seu modo pouco convencional sem, no entanto, romper qualquer regra moral. As convenções são estabelecidas por gente igual a você que pensa diferente, mas não tem nenhuma autoridade para lhe impor suas idéias.

❏ Quem acredita e baseia seu raciocínio nas manchetes só contribui com a venda de jornais. Recordes existem para serem batidos, notícias devem ser confirmadas, fatos podem apresentar mais versões.

❏ Não tranque portas. Você poderá precisar de ajuda.

❏ Dance. Além de um excelente exercício, é uma forma de encontrar prazer e satisfação e tornar-se mais leve.

❏ Se não souber dançar, não se importe com isto. Nunca diga "agora é muito tarde para aprender".

❏ Se você dançar mal, não se preocupe, pois na sua idade tudo é permitido. Ao contrário de quando jovem, seu conceito não será firmado pela forma como você dança, mas por quem você é.

❏ Crises passam. Às vezes se resolvem por si.

❏ Elabore cuidadosamente seu testamento. Não seja injusto com quem o ama. Seja reconhecido com quem o ajudou.

10 maneiras de simplificar a vida e ser mais feliz na terceira idade

1. Mude-se para um apartamento.
2. Dirija um carro simples.
3. Viaje com simplicidade.
4. Mantenha só uma conta bancária e um cartão de crédito.
5. Salde suas dívidas.
6. Viva dentro do seu orçamento.
7. Use roupas simples e confortáveis.
8. Diga não ao que não lhe dá prazer.
9. Simplifique seus hábitos alimentares.
10. Livre-se dos chatos, deprimidos e insensíveis. Mas em qualquer situação mantenha o bom humor!

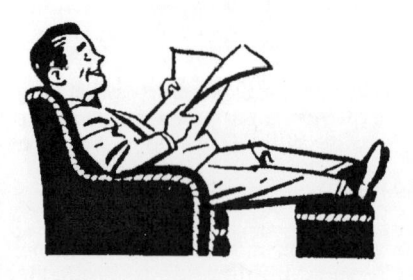

Pílulas para envelhecer feliz consigo mesmo

- Não fique em casa.
- Saia em férias. Quebre a rotina.
- Simplifique seu guarda-roupa.
- Não use jóias, principalmente na rua.
- Ria de seus "pequenos esquecimentos".
- **Não se leve muito a sério.**
- Desobstrua sua casa.
- Viaje enquanto puder. Quando ficar mais difícil, leve um neto.
- Mantenha o hábito de rir e sorrir.
- Dirija enquanto for seguro.
- **Não viva no passado. Concentre-se no futuro.**
- Pratique uma religião.
- Mantenha seu interesse pelo cinema.
- Leia os livros que lhe faltam ler.
- Coma cada vez menos, emagreça.
- Use Viagra.
- Exercite-se (caminhe, alongue-se, faça musculação).

❏ Leia jornais, veja TV, atualize-se.

❏ Procure dizer: "Estou ótimo", "se melhorar estraga", etc.

❏ Acredite em qualquer dor.

❏ Não aceite resignado a doença. Lute!

❏ Seja realista. Você é idoso, mas ainda está vivo.

❏ Aceite a morte, mas não facilite as coisas para ela.

❏ Não carregue mágoas, torne-se leve.

❏ Não deixe de ser irrequieto.

❏ Viva como se este fosse o seu último dia.

❏ Chore de emoção. Meninos idosos também choram. Seu passado é o seu maior patrimônio. Use-o para construir o seu futuro.

❏ Planeje seu futuro, inclusive depois da morte.

❏ Construa seu jazigo.

❏ Construa sua vida eterna.

❏ A oração é sempre o melhor remédio, não tem efeitos colaterais, similares, genéricos ou falsificações. (Padre Marcelo Rossi)

❏ Não importa quem você foi, ande de ônibus.

❏ Usar ônibus para locomover-se na cidade é muito estimulante porque você encontrará pessoas da sua idade com histórias interessantes, você será bem tratado (inclusive em algumas cidades os idosos não pagam passagem) e, certamente, é mais seguro para você.

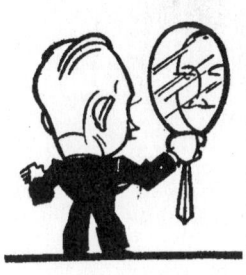

❏ Adote o sistema dos experientes. Diga também: "Não pode haver crise esta semana. Minha agenda está completa". (Henry Kissinger)

❏ Antes de começar o trabalho de modificar o mundo, dê três voltas dentro de casa. (Provérbio chinês)

❏ Não temos mais idade para sermos infelizes. (Jorge Ossanai)

❏ Se você está deprimido, não fique só. Chame um parente, ligue para um amigo. Tome um banho e saia de casa.

❏ Às vezes ficar em casa pode fazer mal para a saúde. Saia de casa.

❏ Valorize o que a sorte lhe concedeu e esqueça o que ela lhe recusou.

❏ **Evite falar ou exprimir-se como os antigos. Modernize-se.**

❏ Deus não é pronto-socorro. Invista nele quando não precisa, por pura prevenção.

❏ Espontaneidade é um dom com o qual todos nascemos. Alguns já a perdem na infância, outros, algum tempo depois. Os mais felizes não a perdem nunca.

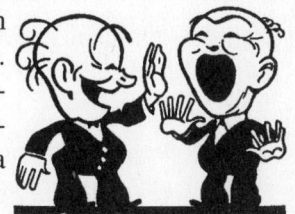

❏ Viva do jeito que lhe faz mais feliz. Não siga estereótipos. Nenhum de nós é obrigado a viver de acordo com o que os outros pensam ou determinam.

❏ Há os que ficam no palco atuando e os que aplaudem na audiência. Mas, sempre, cada um de nós deve conhecer bem o seu papel, não importando qual a importância que ele tem.

❏ **Estruture e organize sua própria forma de viver.**

❏ Diga sempre: "Na minha idade nada mais me surpreende". (Por isso não posso escandalizar-me, deprimir-me etc. com os fatos estranhos da vida atual.)

❏ Ao perguntarem "como vai?", surpreenda respondendo: "Sempre bem!" É uma resposta consistente para quem busca ser feliz.

❏ Se você não conseguir pescar, não culpe o mar. Procure antes identificar e, se possível, excluir os outros fatores que dependem de você mesmo.

❏ Você gasta mais energia quando enfrenta inimigos do que quando cultiva seus amigos. Desista da guerra. Faça amigos. É mais fácil.

❏ Você cria a maior parte das guerras por insegurança. Desarme-se. Aceite-se inseguro e procure caminhos mais macios.

❏ Faça projetos, elabore planos. A falta de projetos descontenta e desmotiva.

❏ Desligue o piloto automático. Dirija você mesmo a sua vida.

❏ A busca da felicidade é inadiável. Nunca é tarde. Comece hoje a tentar ser feliz.

❏ Aceite o fato de que a vida é um eterno recomeçar.

❏ Aceite com humildade o fato de que errou em suas escolhas. Recomece a sua busca. Tire sempre proveito das lições que a vida lhe ensina. Onde errei? Que caminho teria sido o correto?

❏ Ao assumir novo caminho, use sua intuição além da razão e da experiência. Depois caminhe com confiança.

❏ O que torna a vida mais interessante é o fato de nunca termos certeza de nada. Só depois de trilharmos um caminho conheceremos suas curvas.

❏ Uma partida de futebol da qual já conhecemos o resultado perde completamente o interesse. Encare o fato de que não podemos acertar sempre.

❏ A vida é uma longa e interminável seqüência de mudanças. Aceitando ou não, amanhã seremos diferentes de hoje. É melhor aceitar!

❏ Não se deprima com suas fases de mudança. Se você está mudando você fica mais vulnerável. Mas depois você crescerá e será mais feliz.

❏ Siga o exemplo da lagosta, que para crescer tem que perder a casca, fica vulnerável ao ataque de outros peixes e esconde-se entre as pedras. Quando nova casca se forma, ela retorna maior e mais forte e volta a enfrentar o seu mundo.

❏ Fases de mudança são também fases de crescimento. Tenha paciência!

❏ Na vida não existe o "sempre" e o "nunca". Seja mais flexível. Amanhã você pensará diferente, ainda que hoje você nem imagine esta possibilidade.

❏ Você já experimentou explorar vagarosamente as ruas de sua cidade? Percebeu as cores, a arquitetura, a harmonia e a paz das árvores da praça, indiferentes ao movimento em torno? Se não o fez, ainda é tempo. Você terá surpresas muito agradáveis.

❏ Tenha um bom sapato para caminhar. Vista uma roupa simples e saia à rua. Faça roteiros seguros de caminhada.

❏ Observe o mundo ao seu redor. Você passou a vida trabalhando e não percebeu o que havia em torno de si. Agora é a hora de abrir os olhos e visitar os museus e monumentos de sua cidade que você nem imaginava que existissem.

❏ Pergunte-se sempre: o que me falta ainda conhecer? Que lugares tenho ainda que visitar? Que livros tenho que ler? Que experiências me faltam?

❏ É absolutamente normal revisar a vida, perguntar-se para que estou aqui, por que sou assim, que futuro me aguarda. São as fases de crescimento, muitas vezes dolorosamente necessárias.

❏ Mesmo que não tenhamos respostas, o importante é formularmos as perguntas.

❏ "Qual é a resposta? Mas qual é a pergunta?" (Gertrude Stein, ao morrer.)

A solidão é uma péssima companhia

❏ Solidão não é ruim. Ao menos é o que nos dizem todos os dias.

❏ Ser só é muito diferente de estar só. Pode-se estar só sem nunca ter sido só.

❏ A gente foge da solidão quando tem medo dos próprios pensamentos. (Erico Verissimo)

❏ A solidão não acontece de repente. Nós a construímos lentamente, todos os dias, quando deixamos de telefonar para um amigo, quando evitamos um encontro ou uma visita.

❏ Solidão é o mesmo que liberdade. Nós decidimos como usá-la. Podemos usá-la bem ou mal.

❏ A solidão e a liberdade são praticamente irmãs. Por isso podemos nos sentir livres em um cárcere e sozinhos na multidão.

❏ Quem não se ama não se suporta e evita ficar sozinho consigo mesmo.

❏ Se você está ocioso, não permaneça sozinho.

❏ Se está sozinho, não permaneça ocioso. (Samuel Johnson)

❏ A solidão e o medo são péssimas companhias.

❏ Se você mora sozinho, não tenha preguiça de cozinhar.

❏ Se você mora sozinho e tem preguiça de cozinhar diariamente, um pequeno freezer e um forno de microondas é um bom investimento.

❏ Prepare seus alimentos uma vez por semana, dividindo-os em porções equivalentes a uma refeição, e congele-os em pacotes separados. Em poucos minutos você terá alimentos sadios sempre que quiser.

❏ Se está deprimido e sozinho, em primeiro lugar não pare de comer. E peça ajuda a seus familiares e a seu médico.

❏ Mesmo que você não tenha ninguém ao seu lado, Deus está sempre com você. (Padre Marcelo Rossi)

❏ Não faça a você o que não gostaria que lhe fizessem. Você pode ser uma péssima companhia para si mesmo.

❏ Se você consegue rir de sua solidão, você também consegue sobreviver a ela.

Diga NÃO ao seu lado negativo.

Às suas depressões.
À sua falta de vontade.
À sua casmurrice.
Ao hábito de queixar-se da vida.
À passividade.
À falta de indignação.
À solidão.

Diga SIM à vida.

À alegria.
Ao sorriso.
À vontade de viver.
Às boas anedotas.
Aos bons amigos.

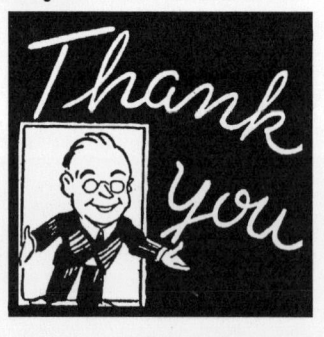

CURE-SE

De suas raivas.
De suas invejas.
De sua vaidade.
De sua pressa.
Da superficialidade.
Do hábito de não meditar.
Do hábito de não agradecer.
Do hábito de não pedir perdão.
Do hábito de queixar-se da vida.
De suas dores e sofrimentos.
De seu eterno desânimo.
De seu pessimismo.
De sua passividade.
De sua falta de vontade de mudar a vida.
De suas casmurrices.
De sua teimosia.
Em resumo, cure-se de si mesmo.

Pílulas para envelhecer feliz em família

❑ Fale diariamente com seus filhos.

❑ Mantenha a família em torno de si.

❑ Faça seu testamento. Seja justo.

❑ Dê presentes a seus familiares.

❑ Surpreenda seus filhos e netos.

❑ O filho de quem você deve gostar mais é o que mais precisa de você no momento .

❑ More sozinho ou com seu filho. Faça o que lhe dá mais alegria, o que lhe deixa mais feliz.

❑ Aceite as "birutices" de sua nora. Ela também ama seu filho.

❑ Aceite o temperamento estranho de seu genro. Ele ama a sua filha.

❑ O casamento pode tornar-se uma fábrica de mágoas. Cuide do seu.

❑ Um casamento feliz hoje é quase uma questão de sorte. Quanto mais durar, mais sorte você tem.

❑ Se você mora sozinho, deixe sempre uma chave com seu filho para que possa entrar em sua casa caso você precise de ajuda.

❑ Não se tranque no banheiro. Você poderá precisar de ajuda e causará dificuldades a todos se estiver trancado.

❏ Tente olhar pelo lado melhor: você é o mais experiente e o mais respeitado de sua família. Sua idade é apenas uma contingência.

❏ Nunca diga a seus filhos e netos: infelizmente não verei sua formatura, ou seu casamento, pois morrerei antes.

❏ Se a sua família não aprendeu a respeitar os idosos, ela não será também um bom ambiente para os jovens.

❏ **O amor não pode ser subentendido ou imaginado. Diga à sua família o quanto você a ama.**

❏ Diga a seu companheiro o quanto você o ama.

❏ Diga a seu filho: "Eu te amo".

❏ Diga a seu pai ou sua mãe (enquanto eles ainda estão vivos): "Eu te amo"

❏ Diga a seus filhos: "Eu preciso de vocês".

❏ Não tenha medo de dizer: "Preciso de ajuda".

❏ Não tenha medo de demonstrar seus sentimentos ou suas limitações. Só os jovens são durões, por pura insegurança. Você já adquiriu a segurança natural que só a idade confere. Torne-se uma "manteiga".

Os 10 mandamentos para os pais conviverem melhor com seus filhos

1. Não interfira na vida familiar de seus filhos.
2. Não cobre carinho, ele deve ser espontâneo.
3. Dedique-se a seus filhos e não espere nada em troca.
4. Não tente fazer da vida de seus filhos uma cópia do que foi a sua.
5. Faça seus genros e noras sentirem-se parte da família.
6. Não exija saber tudo sobre a vida de seus filhos.
7. Só dê palpites sobre a educação dos netos quando solicitado.
8. Só dê palpites a seus filhos sobre sua casa e sua vida familiar quando solicitado.
9. Seja uma "sombra" amiga nos dissabores de seus filhos.
10. Ajude-os financeiramente, se lhe for possível.

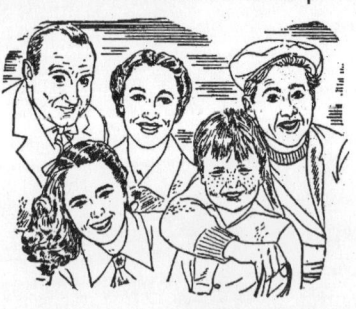

Pílulas para envelhecer feliz com os outros

❏ Tenha amigos mais novos.

❏ **Evite os chatos e deprimidos.**

❏ Defina o dia a partir do qual você se livrará dos chatos e deprimidos.

❏ Desista de ser um daqueles chatos que você mesmo evita.

❏ Mantenha o hábito de visitar e ser visitado.

❏ Mantenha seus amigos. Socialize-se.

❏ Seja caridoso com os que têm menos do que você. Dê os objetos de que não necessita.

❏ O sabor do ato de doar é incomparável. E você poderá perpetuar seu nome doando a instituições científicas ou de solidariedade. Mas mais do que isso, você se sentirá útil e feliz.

❏ Diga a seus amigos o quanto você se orgulha da sua amizade.

❏ Toda e qualquer relação em que se estabelece competição termina em vitória de um dos dois e derrota da relação. Isto vale também para casamentos em qualquer idade.

❏ Isto vale também para sociedades: quando dois sócios começam a competir, terminam destruindo a empresa.

❏ Não identifique em fotografias antigas os que já morreram. Procure ver os que ainda vivem.

❏ Nunca esqueço um rosto, mas no seu caso vou abrir uma exceção. (Groucho Marx) Apague de sua memória rostos que lhe provocam dor. Mas antes de tudo, perdoe.

❏ É mais fácil amar a humanidade inteira do que amar o seu vizinho. (Eric Hoffer)

❏ No Brasil, sucesso é ofensa pessoal. (Tom Jobim)

❏ Tenha linha ideológica ou política, saiba defendê-la, mas não faça inimigos, nem se mate por ela.

❏ O mundo é redondo para permitir que as pessoas se encontrem.

❏ Você reparou que seu cachorro está envelhecendo mais rápido do que você? Observe suas limitações e tente ajudá-lo. Facilite-lhe a vida

❏ Expresse a seus vizinhos a satisfação de vê-los diariamente e viverem tão próximos.

❏ Diga a seus clientes o orgulho que você tem em atendê-los bem.

❏ Diga a seu médico o quanto você o admira e o estima.

❏ Procure a sua turma.

❏ Conte suas dores só para seu médico. Seus amigos nada têm a ver com isso.

❏ O reconhecimento é uma virtude rara, quase em extinção. Exige muita grandeza de quem homenageia. E humildade de quem recebe.

❏ Se você quer ser homenageado, homenageie.

❏ O reconhecimento exige uma boa memória. A foto da vitória tem mais personagens do que a da batalha.

❏ Um afago tem mais força do que mil palavras.

❏ Seja reconhecido com seus colaboradores domésticos ou do seu ambiente profissional. Demonstre-lhes o quanto você aprecia o seu trabalho.

❏ O reconhecimento gera leões.

❏ Não se troca amigo antigo por amigo novo. Esta matemática só admite somar novos amigos, nunca subtrair ou substituir.

❏ Não troque seus amigos (antigos e novos). Cultive-os independentemente.

❏ Seja rico de amigos pobres. Os ricos para serem realmente "ricos" devem ter amigos pobres.

❏ O melhor lugar é aquele em que está a melhor pessoa.

❏ Pessoas inteligentes falam sobre idéias.

Pessoas comuns falam sobre coisas.

Pessoas medíocres falam sobre outras pessoas. (Autor desconhecido)

❏ Um sorriso é a menor distância entre duas pessoas.

Pílulas para enfrentar as perdas

No amor:

❏ O amor maduro, quando desfalece, deixa marcas mais profundas porque dá a impressão de ter sido perdida a última chance. Ao contrário, sempre há tempo para um novo amor.

❏ O amor maduro deixa sombras no espírito quando não se realiza completamente.

❏ A perda do amor maduro traz uma forte carga de desesperanças.

❏ O fim do amor maduro nunca deve ser uma surpresa, mas, simplesmente, uma conseqüência esperada, apesar de não desejada.

❏ **O amor maduro necessita mais água, mais adubo, mais cuidados do que o amor jovem.**

❏ O amor maduro exige muita imaginação, o que o torna, às vezes, irreal e idealizado.

❏ Adorar não é amar. (Jacques Lacan)

❏ **Correr riscos é a própria essência do amor maduro.**

❏ A idealização do amor ocorre em qualquer fase da vida. Adolescentes de todas as idades conseguem sonhar e errar.

❏ A adolescência do amor atinge homens e mulheres de qualquer idade.

❏ Um homem apaixonado perde sua inteligência. A mulher, em geral, mantém o seu bom senso.

❏ Somos e agimos como adolescentes mesmo que os cabelos brancos nos dêem um ar circunspecto, quase senil.

❏ O coração tem seus próprios desígnios e destinos. Não há coerência no amor em qualquer idade.

❏ A perda de um amor segue-se da perda da capacidade de pensar criativamente. Giramos, rodamos e caímos sempre nos mesmos pensamentos.

❏ A rejeição de um amor sincero fere mais que o fio da navalha. Só o tempo reduz a dor.

❏ Não há remédio para o amor, a não ser amar mais. (Henry Thomas)

❏ O amor é imprevisível, imponderável, intemporal.

❏ Nunca é tarde para uma paixão. Mas, cuidado, também nunca é tarde para a decepção.

❏ Se queremos conhecer algumas borboletas, devemos antes enfrentar as mariposas. (Saint Exupéry)

❏ Só os covardes não amam por medo de que o amor acabe.

❑ Só os covardes não amam com medo de ferir-se.

❑ Em caso de dúvida, sempre decida pelo amor.

❑ Em relação ao amor maduro, o mais importante é não perder a capacidade de sonhar.

❑ Por mais difícil que seja o fim do amor, ele sempre deixa um perfume.

❑ É infinitamente melhor ter vivido a experiência de um amor tardio do que ficar simplesmente imaginando como teria sido.

❑ Nunca é tarde para amar.

❑ A sabedoria está em provar que o amor é possível em qualquer tempo, mesmo que custe algumas lágrimas.

❑ **A perda de um amor não é motivo para desespero. O destino pode estar lhe reservando surpresas e não importa a idade que você tenha.**

❑ Uma relação que termina deixa uma bagagem considerável, que certamente o ajudará na próxima viagem. (Francisco Herynkopf)

❑ É certo que a perda abrupta de um amor é muito mais sofrida, pois não houve tempo de preparação. É certo também que o tempo apaga qualquer sombra.

❑ **Em questões de amor, como na vida, uma derrota pode ser o início de uma grande vitória.**

❑ O amor maduro é mais objetivo e simples, pois visa só a felicidade a dois, sem considerar diferenças ou obstáculos.

❏ Amores vividos entre pessoas de idades muito diferentes podem ser gratificantes por algum tempo, mas raramente permanecem.

❏ Se estiver difícil de manter a cabeça erguida, imagine que haja no alto de sua cabeça um gancho preso no teto por um fio. Você não pode dobrar-se. (Lair Ribeiro)

Pílulas para enfrentar perdas de poder, das posições de comando, ou na substituição por mais jovens

❏ Planeje, marque no calendário o dia de sua saída de cena.

❏ Você sabia desde o início que não era eterno.

❏ Você sabia que não era insubstituível.

❏ Se você não se preparou para este momento, tente aceitá-lo com humildade.

❏ Se você planejou este momento, parta para a etapa seguinte do seu plano sem sofrer.

❏ A sabedoria está em saber o momento de deixar o palco, antes que peçam a sua saída.

❏ O cemitério está cheio de homens e mulheres insubstituíveis.

❏ Agarrar-se a glórias passadas, viver em função do que fomos não nos ajuda a enfrentar o futuro.

❏ O futuro é onde você passará o resto de sua vida. (Lair Ribeiro) Prepare-o, planeje-o, preserve-o.

❏ Se quiserem lhe oferecer uma festa de despedida, aceite e não demonstre mágoa, mas alegria pelo reconhecimento.

❏ Se você pode ser substituído por seu filho ou parente, ou funcionário dedicado, prepare-o cuidadosamente e surpreenda-o passando seus encargos antes dele esperar.

❏ Não permaneça atravancando um projeto que você mesmo criou e dedicou tanto tempo. Tenha orgulho em vê-lo continuar crescendo em outras mãos.

❏ Se seu projeto, ou seu empreendimento, morrer com você, você foi malsucedido.

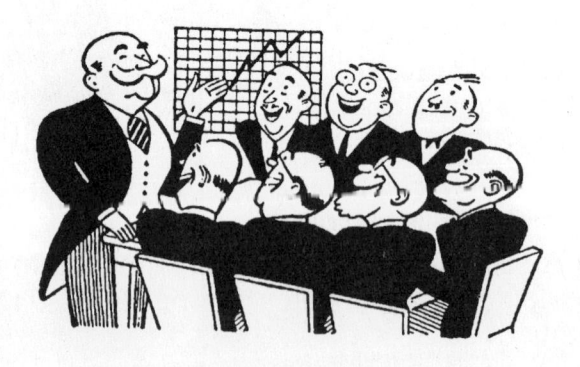

Pílulas para enfrentar a perda do vigor físico

❏ Você não tem mais o mesmo vigor físico, mas há compensações. Você ainda é o mais sábio, experiente e equilibrado da sua família.

❏ Talvez você tenha perdido a agilidade que o caracterizava, mas ainda mantém o brilho dos olhos, a velocidade do pensamento e a capacidade de sonhar. Curta as suas qualidades e esqueça as suas limitações.

❏ Exercite sua vontade. Não se deprima por ver-se limitado.

❏ Use bengala se necessário, mas não deixe de movimentar-se.

❏ Você já viu o desempenho dos atletas portadores de deficiência física? De que você está se queixando?

❏ Você ainda tem duas pernas. Vá caminhar!

❏ Conheça bem suas limitações. Saiba qual o tratamento mais adequado, qual o exercício apropriado para a sua situação.

❏ Procure vencer a luta contra a sua preguiça.

Pílulas para enfrentar a perda pela morte de quem amamos

❏ Ao longo da vida temos que enfrentar muitas perdas de pessoas amadas.

❏ Alguns de nós têm a má sorte de enfrentá-las precocemente na vida. A maioria enfrenta perdas após a idade adulta.

❏ Ao envelhecermos carregamos conosco todas estas tristes experiências que nos marcam de forma definitiva.

❏ A sabedoria está em sublimarmos nossas perdas, transformando-as em combustível para nosso enriquecimento interior.

❏ **A aceitação e a resignação são os únicos remédios contra as perdas.**

❏ Só o sofrimento completa o ser humano e o dignifica.

❏ A perda da pessoa amada, companheira de anos, é um teste para a nossa alma. Ou saímos destroçados ou purificados.

❏ Se você enviuvou: mude de quarto, mude a posição dos móveis, troque a casa de praia onde vocês foram felizes juntos. Olhe para o passado como quem olha para uma telenovela, sem angústias ou sofrimentos.

❏ A perda dos pais transforma a vida, pois transmite a forte sensação de que seremos os próximos.

❏ Perder um filho é perder um pedaço irrecuperável de nós mesmos. É necessária muita grandeza para sobreviver e aceitar.

❏ **Ao perdermos quem amamos, morremos um pouco nesta vida, nascemos um pouco na eternidade.**

❏ Para quem desconhece o futuro, a consciência do pouco tempo que resta a ser vivido pode gerar um imenso trauma.

❏ Quem se prepara para a vida e para a morte não

se traumatiza com o passar do tempo e com a proximidade do fim.

❏ Prefira encarar a morte como passagem. Na outra margem do rio a vida eterna continua. E o que é a nossa curta vida humana comparada com a vida eterna?

❏ Se queres viver bem, prepara tua morte. (Sigmund Freud)

❏ Nunca considere eternas as pessoas que você ama.

❏ Prepare-se para as perdas mesmo que elas não sejam anunciadas através da doença. Saiba enfrentar as surpresas do destino com resignação.

❏ Você não pode ter tudo e todos todo o tempo.

❏ Considere-se um ser em evolução. Sua alma permanece, não importa que seu corpo torne-se pó.

❏ Mesmo que você não tenha ninguém ao seu lado, Deus está com você. (Padre Marcelo Rossi)

❏ O Senhor deu, o Senhor tirou. Bendito seja o nome do Senhor. (O Livro de Jó, AntigoTestamento)

Pílulas para manter a auto-estima após envelhecer

❏ Tenha orgulho do seu passado, seja ele qual for. Você agiu sempre procurando acertar. Se nem sempre foi feliz é porque no jogo da vida há duas possibilidades: ganhar ou perder.

❏ Tenha um terno, uma camisa branca e uma gravata sempre prontos. Use-os quando a oportunidade aparecer.

❏ Não passe todo o tempo de abrigo só porque não tem mais compromissos. Vista-se sempre da melhor forma possível para jantar ou para sair. Reserve o abrigo para exercitar-se e para andar em casa.

❏ Fique satisfeito em poder vestir suas roupas antigas. Isto significa que seu corpo não mudou. Mas não insista em ser antiquado. Viva de acordo com o seu tempo.

❏ Mantenha seus sapatos com brilho.

❏ Ande de peito erguido.

❏ Não caminhe arrastando os pés.

❏ Não permita que identifiquem cansaço em seu jeito de andar, em suas expressões faciais ou na forma de falar.

❏ Dê um tom firme à sua voz. Não balbucie palavras como quem está mastigando.

❏ Não fale sozinho.

❏ Nunca se considere um aposentado. Se quiser manter-se feliz você deve permanecer em atividade até o fim.

Pílulas para os jovens apreciarem os mais velhos
(segundo a visão destes últimos)

❏ Felizes os jovens que compreendem as minhas dores e desalentos. Eles envelhecerão com dignidade e sem surpresas.

❏ Felizes os jovens que ouvem pacientemente as minhas queixas. Eles também serão ouvidos um dia.

❏ Felizes os que me amparam, os que cuidam de meus passos vacilantes, os que me amam sem pedir nada em troca. Eles também serão amados.

❏ Felizes os que respeitam as minhas mãos enrugadas e os meus pés deformados.

❏ Felizes os que falam comigo apesar dos meus ouvidos já não entenderem bem suas palavras.

❏ Felizes os que compreendem que meus olhos cansados já não enxergam o caminho e me conduzem para que eu possa trilhá-lo até o fim.

❏ Felizes os que fingem entender minhas idéias embaralhadas, minhas fugas de memória, minhas atitudes incoerentes. Seus cérebros serão sempre iluminados, pois eles me compreendem com a luz do coração.

❏ Felizes os que, pacientemente, me ajudam a lembrar coisas de antigamente, os que sopram a névoa do meu cérebro e me trazem de volta os bons momentos que eu vivi.

❑ Felizes os que dizem que admiram e respeitam o meu passado, os que sentem orgulho das coisas que fiz e que me transmitem a sensação de que, apesar de tão distantes, minhas realizações não foram esquecidas.

❑ Felizes os que me fazem pensar que ainda sou útil, que ainda presto para alguma coisa.

❑ Felizes os que me ajudam a viver os últimos dias de minha vida.

❑ **O único compromisso do ser humano com a vida é a busca da felicidade.**

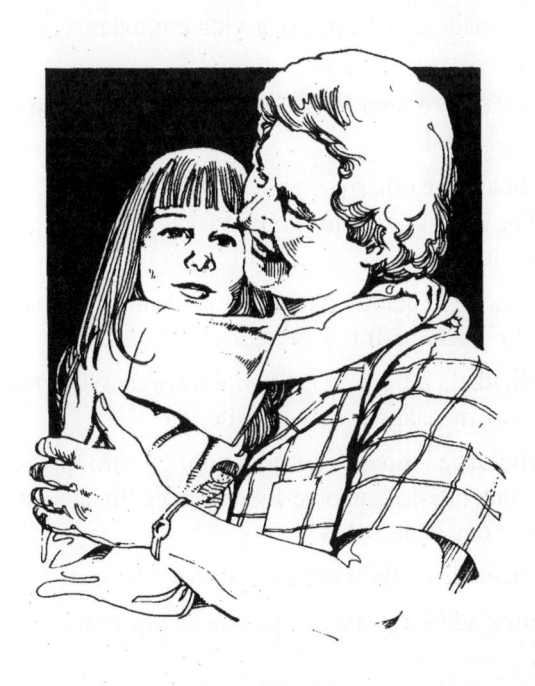

Mas o que é a felicidade?

❏ Felicidade é a família reunida para o almoço de domingo.

❏ Felicidade é o neto exigindo os avós como parceiros para o jogo de cartas.

❏ Felicidade é acordar de manhã e sentir-se vivo.

❏ Felicidade é sentir-se útil.

❏ Felicidade é comemorar a vida em todas as suas formas.

❏ Felicidade é uma forma de viver e não o objetivo distante e final.

❏ Felicidade é olharmos para um filho adulto e, com orgulho, achá-lo parecido conosco quando tínhamos a mesma idade.

❏ Felicidade é decidir passar o resto da manhã olhando as flores do jardim.

❏ Felicidade é ficar atentamente ouvindo o silêncio com suas mensagens de paz e alegria.

❏ Felicidade é ouvir o canto de um pássaro, procurando entendê-lo como se fosse a mais linda e estimulante das mensagens.

❏ Felicidade é falar com os pássaros e animais.

❏ Felicidade é a visita inesperada de um amigo.

❏ Felicidade é poder estar presente, poder ajudar um amigo no momento em que ele necessitar, sem nenhum objetivo secundário.

❏ Felicidade é amar e ter como única retribuição o amor.

❏ Felicidade é acordar de manhã com um sorriso, ao lado da pessoa amada. Mesmo depois de 50 anos repetindo o mesmo sorriso para a mesma pessoa ao acordar.

❏ Quase sempre a maior ou menor felicidade depende do grau de decisão de ser feliz. (Abraham Lincoln)

❏ A verdadeira felicidade passa despercebida. Notamos logo quando a perdemos.

❏ Na aritmética da felicidade a divisão multiplica.

❏ A felicidade é a única coisa que podemos dar sem possuir. (Voltaire)

❏ A felicidade é barata.

❏ Sucesso é conseguir aquilo que você quer. Felicidade é gostar do que você conseguiu.

❏ Se a sua busca de felicidade encontrou um caminho sem saída, não desista! Comece de novo.

❏ **Felicidade, saúde e qualidade de vida são a mesma coisa.**

Resumindo: 10 regras para prolongar a juventude

1. Tire da vida alegria, satisfação e prazer.

Você deve dar à vida e à sua saúde os cuidados necessários e aceitar o resultado.

Respeite a unidade corpo-mente-espírito. Técnicas salutares para manter esta unidade, além dos cuidados com o físico, são a oração, os atos religiosos, a meditação, a ioga, o tai-chi.

2. Exercite-se regularmente.

Caminhe, dance, nade, alongue-se. Caminhar 30 minutos, 3 a 4 vezes por semana, na velocidade de quem está com pressa, é o suficiente.

3. Não fume.

O fumo é seu inimigo. É o maior dos fatores de risco para o câncer, o infarto e o derrame cerebral.

4. Evite ser obeso. Cuide do que come.

Mantenha seu peso baixo por razões principalmente de saúde e não somente pela aparência. Evite produtos animais. Aparentemente o ser humano não foi projetado para ser carnívoro. Sua base alimentar deve ser frutas, peixes, frango, grãos e vegetais.

5. Limite sua ingestão de álcool.

Uma dose por dia de bebida destilada ou 2 cálices de vinho (1 por refeição) são o limite saudável.

6. Procure um bom médico.

Bom médico é o que reúne conhecimento, organização e disponibilidade. Mas, principalmente, afeto. Tenha também um bom seguro-saúde. Contrate cedo e lhe sairá mais barato.

7. Não se leve a sério demais.

Aprenda a rir de si mesmo. Seja bem-humorado. Rir é o melhor remédio e não há marcas, genéricos, similares, overdose ou falsificações. E, além de tudo, é grátis.

8. Cuide de sua espiritualidade.

Crer em Deus apazigua. Manter uma rotina religiosa dá sentido à vida. A oração é a melhor fonte de paz e também a de mais fácil acesso e mais disponível. Podemos rezar em qualquer lugar, pois o mundo em que vivemos é o Templo de Deus.

9. Mantenha ao longo da vida colesterol, glicose e pressão arterial em níveis normais.

É a sua chance de viver muito.

10. Decida viver muito e buscar a felicidade.

Faça sua decisão. Crie seus objetivos. Oitenta anos? Noventa anos? Não importa! Você pode chegar lá. Não é nenhuma fantasia. Basta decidir ser feliz por mais tempo.

TESTAMENTO

❏ Importante é saber o caminho, conhecê-lo, mesmo diante da impossibilidade de trilhá-lo.

❏ Importante é não recusar o desafio ainda que ele represente o corte mais fundo da adaga.

❏ Importante é manter em algum lugar a ternura, o gesto simples, o sorriso.

❏ Importante é não desistir em meio a todas as desistências.

❏ Importante é manter-se só, na mais absoluta solidão, sem perder a classe.

❏ Importante é manter o espírito alerta mesmo quando a lassidão e a morosidade dominam.

❏ Importante é recomeçar sempre, em todos os momentos recomeçar, ainda mais quando o fim já se anunciou.

❏ Importante é ser indulgente, é aceitar no erro dos outros a essência dos próprios erros.

❏ Importante é refletir, é meditar, é prever, é antecipar.

❏ Importante é não ser colhido de surpresa.

❏ Importante é curvar-se diante das evidências, é conhecer os limites do inexorável.

❏ Importante é manter-se vivo apesar de tudo, é manter o movimento, desafiar a inércia.

❏ Importante é crer, é ter Deus presente, é invocá-lo a cada momento.

❏ Importante é saber que somos instrumentos em sua mão.

❏ Importante é orar, em qualquer situação orar.

❏ Mas, certamente, o mais importante é sonhar.

Pílulas para o rejuvenescimento de sua alma

Senhor,

Fazei de mim um instrumento de vossa paz!
Onde houver ódio, que eu leve o amor;
Onde houver ofensa,
Que eu leve o perdão;
Onde houver discórdia,
Que eu leve a união;
Onde houver dúvida, que eu leve a fé;
Onde houver erro, que eu leve a verdade;
Onde houver desespero,
Que eu leve a esperança;
Onde houver tristeza, que eu leve a alegria;
Onde houver trevas, que eu leve a luz!

Ó Mestre,

Fazei que eu procure
Mais consolar que ser consolado,
Compreender que ser compreendido,
Amar que ser amado.
Pois é dando que se recebe,
Perdoando que se é perdoado,
E é morrendo que se vive
Para a vida eterna.

Francisco de Assis
(1182-1226)

Bibliografia consultada

Anderson, B. *Alongue-se*, 22ª ed. Bolinas, Califórnia: Summus, 1983, 182 p.

Aguiar, S. *Farmácia de Pensamentos*, 1ª ed. Rio de Janeiro, RJ: Relume Dumará, 2000, 196 p.

Atkins, R. *A Revolucionária Dieta Antienvelhecimento*, 1ª ed. Rio de Janeiro, RJ: Campus, 2000, 277 p.

Cassel, C. *The Practical Guide to Aging*, 1ª ed. New York, NY: NYU, 1999, 326 p.

Cortese, B. *Peri-Menopause*, 1ª ed. Freedom, Califórnia: The Crossing Press,1998, 111 p.

Duailibi, R. *Duailibi das Citações*, 1ª ed. São Paulo, SP: Mandarim, 2000, 551 p.

Katz L.; Rubin, M. *Mantenha o seu Cérebro Vivo*. 1ª ed. Rio de Janeiro, RJ: Sextante, 2000, 160 p.

Kenneth, A. *Longevity Program*. 1ª ed. EUA: Rodale, 2001, 436 p.

Martinez, D. *Como vai seu Sono?* 1ª ed. Porto Alegre, RS: AGE, 2001, 158 p.

Michaels, E.; Gordon, M. *Health & Aging*. 1ª ed. 2001, 288 p.

Reynolds, S. *365 Ways to live to 100*. 1ª ed. Kansas City: Andrews McMeel Publishing, 2001, 568 p.

Roizen, M.; Puma, J. *The Realage Diet*. 1ª ed. New York, NY: Cliff Street Books, 2001, 376 p.

Roizen, M. *Realage*. 1ª ed. New York, NY: Cliff Street Books, 2001, 335 p.

Rosenfeld, I. *Live Now Age Later.* 1ª ed. New York, NY: Warner Books, 1998, 457 p.

St. James, E. *Simplifique sua Vida.* 1ª ed. São Paulo, SP: Mandarim, 1995, 212 p.

Ullis, K.; Ptacek, G. *Age Right.* 1ª ed. New York, NY: Fireside, 2000, 319 p.

Sobre o autor

Nascido na cidade de Farroupilha, Rio Grande do Sul, em 26 de dezembro de 1947, Dr. Lucchese preparou-se desde cedo para a carreira diplomática, dedicando-se ao aprendizado de cinco idiomas, estimulado pela forte influência que exerceu sobre ele sua passagem pelo seminário na adolescência.

Sua carreira diplomática foi abandonada instantaneamente quando no cursinho pré-vestibular para o Instituto Rio Branco (Escola de Diplomatas) tomou contato com a circulação extracorpórea, apresentada durante uma aula de biologia. Lucchese deslumbrou-se com o que lhe pareceu, no início, pura ficção científica a serviço da correção de defeitos do coração. E decidiu ser Cirurgião Cardiovascular.

Entrou para a Faculdade de Medicina da Universidade Federal do Rio Grande do Sul em 1965, graduando-se em 1970 aos 22 anos de idade.

Já durante o curso dedicou-se a aprender os rudimentos da especialidade que dominaria sua vida. Ainda como estudante criou e desenvolveu um conjunto coração-pulmão artificial com o qual operou mais de 200 cães.

Depois de formado, fez residência médica no Instituto de Cardiologia do Rio Grande do Sul e foi Fellow em cirurgia cardíaca na Universidade do Alabama em Birmingham, Estados Unidos.

De volta ao Brasil, dedicou-se às atividades de Cirurgião Cardiovascular e de Chefe da Unidade de Pesquisa do Instituto de Cardiologia. Chegou à direção daquele Instituto, quando, então, promoveu grande transformação, duplicando suas instalações e ampliando simultaneamente sua tecnologia.

Foi neste período que, como pesquisador, assumiu a Presidência da Fundação de Amparo à Pesquisa do Estado do Rio Grande do Sul (FAPERGS). Depois de ter sido Chefe do Serviço de Cardiologia do Hospital Mãe de Deus, transferiu-se para a Santa Casa de Misericórdia de Porto Alegre, onde exerce desde 1988 as atividades de diretor e cirurgião-chefe do Hospital São Francisco de Cardiologia. Assumiu a chefia do Departamento de Cardiologia e Cirurgia Cardiovascular da Santa Casa, chefiando também o grupo de transplantes cardíacos deste hospital.

Atualmente, juntamente com sua equipe, opera 1.400 casos cardiovasculares por ano (75% adultos, 25% crianças).

Pertence a inúmeras e respeitadas sociedades científicas internacionais entre as quais ACC (American College of Cardiology-Fellow), NASPE (North American Society of Pacing and Electrophisiology), SOLAECE (Sociedade Latino-Americana de Estimulação Cardíaca e Eletrofisiologia), ICPES (International Cardiac pacing and Eletrophisiology Society), ICS (International College of Surgeons), SBC (Sociedade Brasileira de Cardiologia), SBCCV (Sociedade Brasileira de Cirurgia Cardiovascular), New York Academy of Science, entre outras.

Como cirurgião e pesquisador, Lucchese reuniu, com a equipe do Instituto de Cardiologia, e após com sua própria equipe no Hospital São Francisco, uma experiência de mais de 20.000 cirurgias cardíacas e 70 transplantes do coração. Exerce ainda intensa atividade em pesquisa nas áreas de *cirurgia cardíaca em pacientes adultos* (válvulas, transplante cardíaco, tratamento cirúrgico da insuficiência cardíaca), *cirurgia cardíaca pediátrica* (cirurgia neonatal) e *eletroterapia do coração* (desfibriladores, marcapassos, eletrofisiologia do coração). Atualmente participa do projeto de pesquisa de um coração artificial implantável no Instituto de Cardiologia de Ottawa no Canadá. Possui dois livros médicos publicados e mais de 300 artigos científicos veiculados em revistas especializadas.

Movido pelo desejo de contribuir com a prevenção da doença, publicou recentemente seu primeiro livro dirigido ao público leigo intitulado *Pílulas para viver melhor*, que atingiu a tiragem de mais de 130.000 exemplares no primeiro ano após o lançamento.

Dirige um programa de televisão pela Rede Vida chamado "Conversando Sobre Saúde" e mantém com padre Marcelo Rossi um programa de rádio semanalmente pela Rede PaulusSat intitulado "Médico de Almas, Médico de Corpos". Além de participar semanalmente no programa "Guerrilheiros da Notícia", da TV Guaíba em Porto Alegre. Tem feito inúmeras palestras pelo País falando sobre qualidade de vida e transmitindo conselhos de saúde.

Lucchese costuma invocar a ajuda de Deus em suas cirurgias, considerando-se somente um instrumento na mão Dele. Acredita que o cirurgião-cientista frio deve ser substituído pelo médico humano preocupado não só com a saúde do coração de seus pacientes, mas também com sua vida emocional, afetiva, familiar, profissional e espiritual.

Coleção **L&PM** POCKET (LANÇAMENTOS MAIS RECENTES)

119. Esaú e Jacó – Machado de Assis
120. A barcarola – Pablo Neruda
121. Os conquistadores – Júlio Verne
122. Contos breves – G. Apollinaire
123. Taipi – Herman Melville
124. Livro dos desaforos – org. de Sergio Faraco
125. A mão e a luva – Machado de Assis
126. Doutor Miragem – Moacyr Scliar
127. O penitente – Isaac B. Singer
128. Diários da descoberta da América – C. Colombo
129. Édipo Rei – Sófocles
130. Romeu e Julieta – Shakespeare
131. Hollywood – Charles Bukowski
132. Billy the Kid – Pat Garrett
133. Cuca fundida – Woody Allen
134. O jogador – Dostoiévski
135. O livro da selva – Rudyard Kipling
136. O vale do terror – Arthur Conan Doyle
137. Dançar tango em Porto Alegre – S. Faraco
138. O gaúcho – Carlos Reverbel
139. A volta ao mundo em oitenta dias – J. Verne
140. O livro dos esnobes – W. M. Thackeray
141. Amor & morte em Poodle Springs – Raymond Chandler & R. Parker
142. As aventuras de David Balfour – Stevenson
143. Alice no país das maravilhas – Lewis Carroll
144. A ressurreição – Machado de Assis
145. Inimigos, uma história de amor – I. Singer
146. O Guarani – José de Alencar
147. A cidade e as serras – Eça de Queiroz
148. Eu e outras poesias – Augusto dos Anjos
149. A mulher de trinta anos – Balzac
150. Pomba enamorada – Lygia F. Telles
151. Contos fluminenses – Machado de Assis
152. Antes de Adão – Jack London
153. Intervalo amoroso – A. Romano de Sant'Anna
154. Memorial de Aires – Machado de Assis
155. Naufrágios e comentários – Cabeza de Vaca
156. Ubirajara – José de Alencar
157. Textos anarquistas – Bakunin
158. O pirotécnico Zacarias – Murilo Rubião
159. Amor de salvação – Camilo Castelo Branco
160. O gaúcho – José de Alencar
161. O livro das maravilhas – Marco Polo
162. Inocência – Visconde de Taunay
163. Helena – Machado de Assis
164. Uma estação de amor – Horácio Quiroga
165. Poesia reunida – Martha Medeiros
166. Memórias de Sherlock Holmes – Conan Doyle
167. A vida de Mozart – Stendhal
168. O primeiro terço – Neal Cassady
169. O mandarim – Eça de Queiroz
170. Um espinho de marfim – Marina Colasanti
171. A ilustre Casa de Ramires – Eça de Queiroz
172. Lucíola – José de Alencar
173. Antígona – Sófocles – trad. Donaldo Schüler
174. Otelo – William Shakespeare
175. Antologia – Gregório de Matos
176. A liberdade de imprensa – Karl Marx
177. Casa de pensão – Aluísio Azevedo
178. São Manuel Bueno, Mártir – Unamuno
179. Primaveras – Casimiro de Abreu
180. O noviço – Martins Pena
181. O sertanejo – José de Alencar
182. Eurico, o presbítero – Alexandre Herculano
183. O signo dos quatro – Conan Doyle
184. Sete anos no Tibet – Heinrich Harrer
185. Vagamundo – Eduardo Galeano
186. De repente acidentes – Carl Solomon
187. As minas de Salomão – Rider Haggard
188. Uivo – Allen Ginsberg
189. A ciclista solitária – Conan Doyle
190. Os seis bustos de Napoleão – Conan Doyle
191. Cortejo do divino – Nelida Piñon
192. Cassino Royale – Ian Fleming
193. Viva e deixe morrer – Ian Fleming
194. Os crimes do amor – Marquês de Sade
195. Besame Mucho – Mário Prata
196. Tuareg – Alberto Vázquez-Figueroa
197. O longo adeus – Raymond Chandler
198. Os diamantes são eternos – Ian Fleming
199. Notas de um velho safado – C. Bukowski
200. 111 ais – Dalton Trevisan
201. O nariz – Nicolai Gogol
202. O capote – Nicolai Gogol
203. Macbeth – William Shakespeare
204. Heráclito – Donaldo Schüler
205. Você deve desistir, Osvaldo – Cyro Martins
206. Memórias de Garibaldi – A. Dumas
207. A arte da guerra – Sun Tzu
208. Fragmentos – Caio Fernando Abreu
209. Festa no castelo – Moacyr Scliar
210. O grande deflorador – Dalton Trevisan
211. Corto Maltese na Etiópia – Hugo Pratt
212. Homem do princípio ao fim – Millôr Fernandes
213. Aline e seus dois namorados – A. Iturrusgarai
214. A juba do leão – Sir Arthur Conan Doyle
215. Assassino metido a esperto – R. Chandler
216. Confissões de um comedor de ópio – T. De Quincey
217. Os sofrimentos do jovem Werther – Goethe
218. Fedra – Racine / Trad. Millôr Fernandes
219. O vampiro de Sussex – Conan Doyle
220. Sonho de uma noite de verão – Shakespeare
221. Dias e noites de amor e guerra – Galeano
222. O Profeta – Khalil Gibran
223. Flávia, cabeça, tronco e membros – M. Fernandes
224. Guia da ópera – Jeanne Suhamy
225. Macário – Álvares de Azevedo
226. Etiqueta na prática – Celia Ribeiro
227. Manifesto do partido comunista – Marx & Engels
228. Poemas – Millôr Fernandes
229. Um inimigo do povo – Henrik Ibsen
230. O paraíso destruido – Frei B. de las Casas
231. O gato no escuro – Josué Guimarães
232. O mágico de Oz – L. Frank Baum
233. Armas no Cyrano's – Raymond Chandler

234. Max e os felinos – Moacyr Scliar
235. Nos céus de Paris – Alcy Cheuiche
236. Os bandoleiros – Schiller
237. A primeira coisa que eu botei na boca – Deonísio da Silva
238. As aventuras de Simbad, o marújo
239. O retrato de Dorian Gray – Oscar Wilde
240. A carteira de meu tio – J. Manuel de Macedo
241. A luneta mágica – J. Manuel de Macedo
242. A metamorfose – Kafka
243. A flecha de ouro – Joseph Conrad
244. A ilha do tesouro – R. L. Stevenson
245. Marx - Vida & Obra – José A. Giannotti
246. Gênesis
247. Unidos para sempre – Ruth Rendell
248. A arte de amar – Ovídio
249. O sono eterno – Raymond Chandler
250. Novas receitas do Anonymus Gourmet – J.A.P.M.
251. A nova catacumba – Arthur Conan Doyle
252. O dr. Negro – Arthur Conan Doyle
253. Os voluntários – Moacyr Scliar
254. A bela adormecida – Irmãos Grimm
255. O príncipe sapo – Irmãos Grimm
256. Confissões e Memórias – H. Heine
257. Viva o Alegrete – Sergio Faraco
258. Vou estar esperando – R. Chandler
259. A senhora Beate e seu filho – Schnitzler
260. O ovo apunhalado – Caio Fernando Abreu
261. O ciclo das águas – Moacyr Scliar
262. Millôr Definitivo – Millôr Fernandes
264. Viagem ao centro da Terra – Júlio Verne
265. A dama do lago – Raymond Chandler
266. Caninos brancos – Jack London
267. O médico e o monstro – R. L. Stevenson
268. A tempestade – William Shakespeare
269. Assassinatos na rua Morgue – E. Allan Poe
270. 99 corruíras nanicas – Dalton Trevisan
271. Broquéis – Cruz e Sousa
272. Mês de cães danados – Moacyr Scliar
273. Anarquistas – vol. 1 – A idéia – G. Woodcock
274. Anarquistas – vol. 2 – O movimento – G. Woodcock
275. Pai e filho, filho e pai – Moacyr Scliar
276. As aventuras de Tom Sawyer – Mark Twain
277. Muito barulho por nada – W. Shakespeare
278. Elogio à loucura – Erasmo
279. Autobiografia de Alice B. Toklas – G. Stein
280. O chamado da floresta – J. London
281. Uma agulha para o diabo – Ruth Rendell
282. Verdes vales do fim do mundo – A. Bivar
283. Ovelhas negras – Caio Fernando Abreu
284. O fantasma de Canterville – O. Wilde
285. Receitas de Yayá Ribeiro – Celia Ribeiro
286. A galinha degolada – H. Quiroga
287. O último adeus de Sherlock Holmes – A. Conan Doyle
288. A. Gourmet em Histórias de cama & mesa – J. A. Pinheiro Machado
289. Topless – Martha Medeiros
290. Mais receitas do Anonymus Gourmet – J. A. Pinheiro Machado
291. Origens do discurso democrático – D. Schüler
292. Humor politicamente incorreto – Nani
293. O teatro do bem e do mal – E. Galeano
294. Garibaldi & Manoela – J. Guimarães
295. 10 dias que abalaram o mundo – John Reed
296. Numa fria – Charles Bukowski
297. Poesia de Florbela Espanca vol. 1
298. Poesia de Florbela Espanca vol. 2
299. Escreva certo – É. Oliveira e M. E. Bernd
300. O vermelho e o negro – Stendhal
301. Ecce homo – Friedrich Nietzsche
302. Comer bem, sem culpa – Dr. Fernando Lucchese, A. Gourmet e Iotti
303. O livro de Cesário Verde – Cesário Verde
304. O reino das cebolas – C. Moscovich
305. 100 receitas de macarrão – S. Lancellotti
306. 160 receitas de molhos – S. Lancellotti
307. 100 receitas light – H. e Â. Tonetto
308. 100 receitas de sobremesas – Celia Ribeiro
309. Mais de 100 dicas de churrasco – Leon Diziekaniak
310. 100 receitas de acompanhamentos – C. Cabeda
311. Honra ou vendetta – S. Lancellotti
312. A alma do homem sob o socialismo – Oscar Wilde
313. Tudo sobre Yôga – Mestre De Rose
314. Os varões assinalados – Tabajara Ruas
315. Édipo em Colono – Sófocles
316. Lisístrata – Aristófanes / trad. Millôr
317. Sonhos de Bunker Hill – John Fante
318. Os deuses de Raquel – Moacyr Scliar
319. O colosso de Marússia – Henry Miller
320. As eruditas – Molière / trad. Millôr
321. Radicci 1 – Iotti
322. Os Sete contra Tebas – Ésquilo
323. Brasil Terra à vista – Eduardo Bueno
324. Radicci 2 – Iotti
325. Júlio César – William Shakespeare
326. A carta de Pero Vaz de Caminha
327. Cozinha Clássica – Silvio Lancellotti
328. Madame Bovary – Gustave Flaubert
329. Dicionário do viajante insólito – M. Sclíar
330. O capitão saiu para o almoço... – Bukowski
331. A carta roubada – Edgar Allan Poe
332. É tarde para saber – Josué Guimarães
333. O livro de bolso da Astrologia – Maggy Harrisonx e Mellina Li
334. 1933 foi um ano ruim – John Fante
335. 100 receitas de arroz – Aninha Comas
336. Guia prático do Português correto – vol. 1 – Cláudio Moreno
337. Bartleby, o escriturário – H. Melville
338. Enterrem meu coração na curva do rio – Dee Brown
339. Um conto de Natal – Charles Dickens
340. Cozinha sem segredos – J. A. P. Machado
341. A dama das Camélias – A. Dumas Filho
342. Alimentação saudável – H. e Â. Tonetto
343. Continhos galantes – Dalton Trevisan
344. A Divina Comédia – Dante Alighieri
345. A Dupla Sertanojo – Santiago
346. Cavalos do amanhecer – Mario Arregui

347. **Biografia de Vincent van Gogh por sua cunhada** – Jo van Gogh-Bonger
348. **Radicci 3** – Iotti
349. **Nada de novo no front** – E. M. Remarque
350. **A hora dos assassinos** – Henry Miller
351. **Flush - Memórias de um cão** – Virginia Woolf
352. **A guerra no Bom Fim** – M. Scliar
353. (1). **O caso Saint-Fiacre** – Simenon
354. (2). **Morte na alta sociedade** – Simenon
355. (3). **O cão amarelo** – Simenon
356. (4). **Maigret e o homem do banco** – Simenon
357. **As uvas e o vento** – Pablo Neruda
358. **On the road** – Jack Kerouac
359. **O coração amarelo** – Pablo Neruda
360. **Livro das perguntas** – Pablo Neruda
361. **Noite de Reis** – William Shakespeare
362. **Manual de Ecologia** – vol.1 – J. Lutzenberger
363. **O mais longo dos dias** – Cornelius Ryan
364. **Foi bom prá você?** – Nani
365. **Crepusculário** – Pablo Neruda
366. **A comédia dos erros** – Shakespeare
367. (5). **A primeira investigação de Maigret** – Simenon
368. (6). **As férias de Maigret** – Simenon
369. **Mate-me por favor (vol.1)** – L. McNeil
370. **Mate-me por favor (vol.2)** – L. McNeil
371. **Carta ao pai** – Kafka
372. **Os vagabundos iluminados** – J. Kerouac
373. (7). **O enforcado** – Simenon
374. (8). **A fúria de Maigret** – Simenon
375. **Vargas, uma biografia política** – H. Silva
376. **Poesia reunida (vol.1)** – A. R. de Sant'Anna
377. **Poesia reunida (vol.2)** – A. R. de Sant'Anna
378. **Alice no país do espelho** – Lewis Carroll
379. **Residência na Terra 1** – Pablo Neruda
380. **Residência na Terra 2** – Pablo Neruda
381. **Terceira Residência** – Pablo Neruda
382. **O delírio amoroso** – Bocage
383. **Futebol ao sol e à sombra** – E. Galeano
384. (9). **O porto das brumas** – Simenon
385. (10). **Maigret e seu morto** – Simenon
386. **Radicci 4** – Iotti
387. **Boas maneiras & sucesso nos negócios** – Celia Ribeiro
388. **Uma história Farroupilha** – M. Scliar
389. **Na mesa ninguém envelhece** – J. A. P. Machado
390. **200 receitas inéditas do Anonymus Gourmet** – J. A. Pinheiro Machado
391. **Guia prático do Português correto – vol.2** – Cláudio Moreno
392. **Breviário das terras do Brasil** – Luís A. de Assis Brasil
393. **Cantos Cerimoniais** – Pablo Neruda
394. **Jardim de Inverno** – Pablo Neruda
395. **Antonio e Cleópatra** – William Shakespeare
396. **Tróia** – Cláudio Moreno
397. **Meu tio matou um cara** – Jorge Furtado
398. **O anatomista** – Federico Andahazi
399. **As viagens de Gulliver** – Jonathan Swift
400. **Dom Quixote – v.1** – Miguel de Cervantes
401. **Dom Quixote – v.2** – Miguel de Cervantes
402. **Sozinho no Pólo Norte** – Thomaz Brandolin
403. **Matadouro Cinco** – Kurt Vonnegut
404. **Delta de Vênus** – Anaïs Nin
405. **O melhor de Hagar 2** – Dik Browne
406. **É grave Doutor?** – Nani
407. **Orai pornô** – Nani
408. (11). **Maigret em Nova York** – Simenon
409. (12). **O assassino sem rosto** – Simenon
410. (13). **O mistério das jóias roubadas** – Simenon
411. **A irmãzinha** – Raymond Chandler
412. **Três contos** – Gustave Flaubert
413. **De ratos e homens** – John Steinbeck
414. **Lazarilho de Tormes** – Anônimo do séc. XVI
415. **Triângulo das águas** – Caio Fernando Abreu
416. **100 receitas de carnes** – Silvio Lancellotti
417. **Histórias de robôs: vol.1** – org. Isaac Asimov
418. **Histórias de robôs: vol.2** – org. Isaac Asimov
419. **Histórias de robôs: vol.3** – org. Isaac Asimov
420. **O país dos centauros** – Tabajara Ruas
421. **A república de Anita** – Tabajara Ruas
422. **A carga dos lanceiros** – Tabajara Ruas
423. **Um amigo de Kafka** – Isaac Singer
424. **As alegres matronas de Windsor** – Shakespeare
425. **Amor e exílio** – Isaac Bashevis Singer
426. **Use & abuse do seu signo** – Marilia Fiorillo e Marylou Simonsen
427. **Pigmaleão** – Bernard Shaw
428. **As fenícias** – Eurípides
429. **Everest** – Thomaz Brandolin
430. **A arte de furtar** – Anônimo do séc. XVI
431. **Billy Bud** – Herman Melville
432. **A rosa separada** – Pablo Neruda
433. **Elegia** – Pablo Neruda
434. **A garota de Cassidy** – David Goodis
435. **Como fazer a guerra: máximas de Napoleão** – Balzac
436. **Poemas de Emily Dickinson**
437. **Gracias por el fuego** – Mario Benedetti
438. **O sofá** – Crébillon Fils
439. **O "Martín Fierro"** – Jorge Luis Borges
440. **Trabalhos de amor perdidos** – W. Shakespeare
441. **O melhor de Hagar 3** – Dik Browne
442. **Os Maias (volume1)** – Eça de Queiroz
443. **Os Maias (volume2)** – Eça de Queiroz
444. **Anti-Justine** – Restif de La Bretonne
445. **Juventude** – Joseph Conrad
446. **Singularidades de uma rapariga loura** – Eça de Queiroz
447. **Janela para a morte** – Raymond Chandler
448. **Um amor de Swann** – Marcel Proust
449. **À paz perpétua** – Immanuel Kant
450. **A conquista do México** – Hernan Cortez
451. **Defeitos escolhidos e 2000** – Pablo Neruda
452. **O casamento do céu e do inferno** – William Blake
453. **A primeira viagem ao redor do mundo** – Antonio Pigafetta
454. (14). **Uma sombra na janela** – Simenon
455. (15). **A noite da encruzilhada** – Simenon
456. (16). **A velha senhora** – Simenon
457. **Sartre** – Annie Cohen-Solal
458. **Discurso do método** – René Descartes
459. **Garfield em grande forma** – Jim Davis

460. Garfield está de dieta – Jim Davis
461. O livro das feras – Patricia Highsmith
462. Viajante solitário – Jack Kerouac
463. Auto da barca do inferno – Gil Vicente
464. O livro vermelho dos pensamentos de Millôr – Millôr Fernandes
465. O livro dos abraços – Eduardo Galeano
466. Voltaremos! – José Antonio Pinheiro Machado
467. Rango – Edgar Vasques
468. Dieta mediterrânea – Dr. Fernando Lucchese e José Antonio Pinheiro Machado
469. Radicci 5 – Iotti
470. Pequenos pássaros – Anaïs Nin
471. Guia prático do Português correto – vol.3 – Cláudio Moreno
472. Atire no pianista – David Goodis
473. Antologia Poética – García Lorca
474. Alexandre e César – Plutarco
475. Uma espiã na casa do amor – Anaïs Nin
476. A gorda do Tiki Bar – Dalton Trevisan
477. Garfield um gato de peso – Jim Davis
478. Canibais – David Coimbra
479. A arte de escrever – Arthur Schopenhauer
480. Pinóquio – Carlo Collodi
481. Misto-quente – Charles Bukowski
482. A lua na sarjeta – David Goodis
483. Recruta Zero – Mort Walker
484. Aline 2: TPM – tensão pré-monstrual – Adão Iturrusgarai
485. Sermões do Padre Antonio Vieira
486. Garfield numa boa – Jim Davis
487. Mensagem – Fernando Pessoa
488. Vendeta *seguido de* A paz conjugal – Balzac
489. Poemas de Alberto Caeiro – Fernando Pessoa
490. Ferragus – Honoré de Balzac
491. A duquesa de Langeais – Honoré de Balzac
492. A menina dos olhos de ouro – Honoré de Balzac
493. O lírio do vale – Honoré de Balzac
494. (17). A barcaça da morte – Simenon
495. (18). As testemunhas rebeldes – Simenon
496. (19). Um engano de Maigret – Simenon
497. A noite das bruxas – Agatha Christie
498. Um passe de mágica – Agatha Christie
499. Nêmesis – Agatha Christie
500. Esboço para uma teoria das emoções – Jean-Paul Sartre
501. Renda básica de cidadania – Eduardo Suplicy
502. (1). Pílulas para viver melhor – Dr. Lucchese
503. (2). Pílulas para prolongar a juventude – Dr. Lucchese
504. (3). Desembarcando o Diabetes – Dr. Lucchese
505. (4). Desembarcando o Sedentarismo – Dr. Fernando Lucchese e Cláudio Castro
506. (5). Desembarcando a Hipertensão – Dr. Lucchese
507. (6). Desembarcando o Colesterol – Dr. Fernando Lucchese e Fernanda Lucchese
508. Estudos de mulher – Balzac
509. O terceiro tira – Flann O'Brien
510. 100 receitas de aves e ovos – José Antonio Pinheiro Machado
511. Garfield em toneladas de diversão – Jim Davis
512. Trem-bala – Martha Medeiros
513. Os cães ladram – Truman Capote
514. O Kama Sutra de Vatsyayana
515. O crime do Padre Amaro – Eça de Queiroz
516. Odes de Ricardo Reis – Fernando Pessoa
517. O inverno da nossa desesperança – John Steinbeck
518. Piratas do Tietê – Laerte
519. Rê Bordosa: do começo ao fim – Angeli
520. O Harlem é escuro – Chester Himes
521. Café-da-manhã dos campeões – Kurt Vonnegut
522. Eugénie Grandet – Balzac
523. O último magnata – F. Scott Fitzgerald
524. Carol – Patricia Highsmith
525. 100 receitas de patisserie – Silvio Lancellotti
526. O fator humano – Graham Greene
527. Tristessa – Jack Kerouac
528. O diamante do tamanho do Ritz – S. Fitzgerald
529. As melhores histórias de Sherlock Holmes – Arthur Conan Doyle
530. Cartas a um jovem poeta – Rilke
531. (20). Memórias de Maigret – Simenon
532. O misterioso sr. Quin – Agatha Christie
533. Os analectos – Confúcio
534. (21). Maigret e os homens de bem – Simenon
535. (22). O medo de Maigret – Simenon
536. Ascensão e queda de César Birotteau – Balzac
537. Sexta-feira negra – David Goodis
538. Ora bolas – O humor cotidiano de Mario Quintana – Juarez Fonseca
539. Longe daqui aqui mesmo – Antonio Bivar
540. (5). É fácil matar – Agatha Christie
541. O pai Goriot – Balzac
542. Brasil, um país do futuro – Stefan Zweig
543. O processo – Kafka
544. O melhor de Hagar 4 – Dik Browne
545. (6). Por que não pediram a Evans? – Agatha Christie
546. Fanny Hill – John Cleland
547. O gato por dentro – William S. Burroughs
548. Sobre a brevidade da vida – Sêneca
549. Geraldão 1 – Glauco
550. Piratas do Tietê 2 – Laerte
551. Pagando o pato – Ciça
552. Garfield de bom humor – Jim Davis
553. Conhece o Mário? – Santiago
554. Radicci 6 – Iotti
555. Os subterrâneos – Jack Kerouac
556. Balzac – François Taillandier
557. Modigliani – Christian Parisot
558. Kafka – Gérard-Georges Lemaire
559. Júlio César – Joël Schmidt
560. Receitas da família – J. A. Pinheiro Machado
561. Boas maneiras à mesa – Celia Ribeiro
562. (7). Filhos sadios, pais felizes – R. Pagnoncelli
563. (8). Fatos & mitos – Dr. Fernando Lucchese
564. Ménage à trois – Paul Taitelbaum
565. Mulheres! – David Coimbra
566. Poemas de Álvaro de Campos – Fernando Pessoa
567. Medo e outras histórias – Stefan Zweig
568. Snoopy e sua turma (1) – Schulz
569. Piadas para sempre (livro 1) – Visconde da Casa Verde
570. O alvo móvel – Ross MacDonald